全国高等医药院校临床实习指南系列教材
案例版™

传染病学临床实习指南

主　编　张跃新

编　委　(以姓氏拼音为序)

范晓棠　何方平　刘　浩　鲁晓擘
买买提艾力·吾布力　沙尼亚·尼亚孜
孙晓凤　希尔娜依·阿不都黑力力
肖　琳　张跃新

秘　书　唐　莉

科 学 出 版 社

北　京

内 容 简 介

本书的主要内容是根据教学大纲和近年来执业医师资格考试的要求而编写的，主要包括常见的传染病，共十二章。每一章节以典型临床病例分析为基础，介绍传染病的概述、临床诊疗常规、诊断思路、治疗措施等，并附各种题型的复习题和参考答案。

本书在编写过程中注重内容的实用性和针对性，并附大量的复习题和答案，适合临床医学、预防医学的医学生学习，也可作为内科感染病(传染病)专业住院医师、研究生和执业医师资格考试考生的参考书。

图书在版编目(CIP)数据

传染病学临床实习指南:案例版/张跃新主编. —北京:科学出版社,2008
全国高等医药院校临床实习指南系列教材
ISBN 978-7-03-022374-6

Ⅰ. 传… Ⅱ. 张… Ⅲ. 传染病-实习-医学院校-教学参考资料 Ⅳ. R51

中国版本图书馆 CIP 数据核字(2008)第 091958 号

策划编辑:李国红/责任编辑:邹梦娜 李国红/责任校对:朱光光
责任印制:徐晓晨/封面设计:黄 超

版权所有,违者必究。未经本社许可,数字图书馆不得使用

科 学 出 版 社 出版
北京东黄城根北街 16 号
邮政编码: 100717
http://www.sciencep.com
北京厚诚则铭印刷科技有限公司 印刷
科学出版社发行 各地新华书店经销
*
2008 年 6 月第 一 版 开本:787×1092 1/16
2016 年 7 月第三次印刷 印张:8 1/2
字数:191 000

定价:36.00 元

(如有印装质量问题,我社负责调换)

前　言

医学是门实践性很强的学科，临床实习是医学教育中重要的实践阶段，是临床理论教学的一个延续，是理论联系实践的关键性培养阶段，是巩固知识、锻炼技能、开拓思维的重要过程，它要求医学生通过临床实习学习临床工作方法，熟练掌握临床基本技能，独立地进行常见病、多发病的诊治等。

为适应医学科技的飞速发展和培养医学专业人才的需要，我们组织实践经验丰富的临床各专业的专家教授，编写了这套临床实习指南。

本书引入案例的编写模式：首先根据病例的临床资料书写病历摘要，其次结合病例，提出与发病机制、诊断、鉴别诊断、治疗、预后、随访等有关的问题，以启发学生思维，然后根据问题，给出简明扼要的答案或提示，最后引出重点理论知识，旨在加强临床理论向临床实践的过渡，为学生走上工作岗位打下基础；书中附有大量思考题和复习题，以加深理解，掌握知识点；同时，本书还创造性地增加了本学科操作诊疗常规和常见病、多发病的诊治重点。

本书内容系统全面、简明扼要、重点突出、临床实用性和可操作性强，突出“三基”内容，知识点明确，学生好学，教师好教，可以使学生在尽可能短的时间内掌握所学课程的知识点。

本书以5年制医学本科生为基本点，以临床医学专业为重点对象，兼顾预防、基础、口腔、麻醉、影像、药学、检验、护理等专业需求。

本书含有大量真实的临床案例，供高等院校医学生临床实习和见习时使用；同时，案例和案例分析紧跟目前国家执业医师资格考试和研究生入学考试案例分析的命题方面，可供参加这些考试的人员使用。

由于本书涉及专业较多，各领域科技进展迅速，受时间和水平的制约，难免存在缺点和错误，欢迎广大读者批评指正。

新疆医科大学第一临床医学院

2007.12.10

目　　录

第一章 总 论

（一）传染病与感染性疾病的定义、区别

由病原体引起的疾病称为感染性疾病（infectious diseases），感染性疾病可分为无传染性的感染性疾病和有传染性的感染性疾病，后者称为传染病（communicable diseases）。传染病可在人群中传播并造成流行，是感染性疾病的一部分。

（二）感染的概念和感染过程的各种表现

病原体对人体的寄生过程称为感染。感染过程可表现为：病原体被机体的非特异性免疫和（或）特异性免疫清除；病原体与机体处于共生形式的病原携带状态，如乙肝病毒携带者；病原体引起机体的特异性免疫应答及轻微的组织损伤，但没有任何症状和体征的隐性感染；病原体引起机体病理改变和临床表现的显性感染；病原体长期潜伏于机体某些部位，待机体抵抗力下降时引起临床表现的潜伏性感染，如单纯疱疹病毒感染。

（三）感染过程中病原体和免疫应答的作用

病原体的作用主要包括：①侵袭力；②毒力；③数量；④变异性。

机体免疫应答的作用主要包括：①由天然屏障、吞噬作用、体液因子等组成的非特异性免疫；②由细胞免疫和体液免疫组成的特异性地针对各种病原体的特异性免疫。

（四）病原体在机体内发展的阶段性和引起机体组织损伤的机制

病原体在机体内发展的阶段性包括：①入侵门户；②机体内定位；③排出途径。不同传染病的病原体在上述三个阶段可以不同。

病原体引起组织损伤的方式包括：①直接侵犯；②毒素作用；③免疫机制。免疫机制最常见，直接侵犯最少见。可以是多种方式的综合。

（五）传染病流行过程的基本条件及影响因素

流行过程的基本条件包括：①传染源；②传播途径；③易感人群。

传染源是指病原体已在体内生长繁殖并能将其排出体外的人和动物，包括患者（急性、慢性）、隐性感染者、病原携带者、受感染的动物。

传播途径是指病原体从传染源到达易感者的途径，主要有：经呼吸道的空气、飞沫、尘埃等；经消化道的水、食物、苍蝇等；经日常密切接触的手、用具、玩具等；经虫媒传播的吸血节肢动物叮咬等；经血液、体液、血制品等；经土壤等。

易感人群是指对某一传染病缺乏特异性免疫力的一群人，某一个体则称为易感者。

易感人群在总人群中所占的比例越大，传染病的流行越易发生。

影响流行过程的因素包括：①自然因素：如季节性、地区性、生态改变等；②社会因素：社

会制度、经济生活条件、文化水平、生活习惯等。

(六)传染病的基本特征

1. 病原体　每一种传染病都是由特异性的病原体引起的，虽然目前还有一些传染病的病原体未被确定。

2. 传染性　传染病能通过某种途径传染给他人，这是传染病与其他感染性疾病的主要区别。

3. 流行病学特征　在质的方面有外来性和地方性之分；在量的方面有散发（发病率为一般水平）、流行（发病率显著高于一般水平）、大流行（超出国界或洲界）、暴发流行（发病集中于短时间内）；可有季节性、地区性、不同人群（年龄、性别、职业等）的分布特征。

4. 感染后免疫　人类罹患传染病后，都能产生针对病原体的特异性免疫，称为感染后免疫。感染后免疫在不同的传染病持续时间长短不一，有些感染后免疫可避免再次感染，有些则不能甚至导致再次感染时病情加重。

(七)传染病的临床特点

1. 急性传染病发生、发展和转归的 4 个阶段

（1）潜伏期：从病原体侵入人体至开始出现临床症状为止的时期。每一种传染病的潜伏期都有一个范围，并呈常态分布，是检疫、留验接触者的重要依据。

（2）前驱期：从起病至症状明显开始为止的时期。在前驱期中的临床表现通常是非特异性的，易误诊。

（3）症状明显期：出现明显的症状和体征的时期。有些临床表现可以是某种传染病特有的，有些临床表现则很难与其他疾病鉴别。

（4）恢复期：症状及体征明显好转或消失的时期。一些传染病在恢复期或恢复期结束后出现复发（症状明显减轻或消失、体温正常后再度出现症状或发热）、再燃（体温未稳定下降至正常，又再发热）、后遗症（机体功能在病后长期未能恢复正常）。

2. 传染病常见症状与体征

（1）发热：传染病的发热过程分为三个阶段：体温上升期、极期和体温下降期；传染病的常见热型包括：稽留热（体温 39℃以上，24 小时内波动不超过 1℃）、弛张热（24 小时内体温波动超过 1℃，但最低点未达正常）、间歇热（24 小时体温波动于高热与常温之下）、回归热或波状热（高热多次重复出现，每次持续数日或数月）、马鞍热（发热数日，退热 1 日，又再发热数日）。

（2）发疹：按出现部位可分为皮疹（外疹）和黏膜疹（内疹）；按形态可分为斑丘疹、出血疹、疱疹或脓疱疹、荨麻疹。皮疹的出现部位、形态、出现时间、先后次序等对传染病的诊断和鉴别诊断有重要参考价值。

（3）毒血症状：很多急性传染病可引起毒血症状。

（4）单核-吞噬细胞系统反应：临床上表现为肝、脾、淋巴结肿大。

3. 临床类型　可分为急性、亚急性、慢性；轻型、中型、重型、暴发型；典型、非典型。

（八）传染病的诊断依据

传染病的诊断依靠流行病学资料、临床表现、实验室检查三方面。流行病学资料包括：接触史、发病年龄、职业、季节、地区、集体发病情况、预防接种史、既往史等。临床表现包括症状、体征，起病方式等。实验室检查包括一般检查、特异性检查、其他检查。

一般实验室检查包括：血液、大便、小便常规及生化等。特异性检查包括：病原体的直接检出（肉眼或显微镜检查）；病原体的分离培养（人工培养、组织细胞培养、动物接种等）；病原体的核酸检测（多聚酶链反应、分子杂交等）；病原体蛋白或抗原的检测（各种免疫学技术）；病原特异性抗体检测（各种免疫学技术）。其他检查包括：内镜检查（如结肠镜、支气管镜等）；影像学检查（如 B 超、CT、MRI 等）；活体组织检查等。

（九）传染病的治疗原则和治疗方法

1. 治疗原则　综合治疗的原则，即治疗、护理与隔离、消毒并重，一般治疗、对症治疗与特效治疗并重。

2. 治疗方法　包括一般及支持疗法（如隔离、护理和心理治疗等一般治疗，饮食、血制品、水电解质等支持治疗）；病原或特效疗法（如抗生素、化学制剂、血清免疫制剂等）；对症疗法；康复疗法；中医中药疗法等。

（十）传染病的预防措施

传染病的预防主要针对传染病流行过程的三个基本环节来采取措施，即管理传染源，切断传播途径和保护易感人群。管理传染源：严格执行传染病报告制度（参考最新修订的传染病防治法），对有传染性的患者进行隔离和治疗，对接触者进行检疫或预防，对病原携带者进行治疗或隔离或教育，对感染动物进行处理。切断传播途径：如养成良好的个人卫生习惯，改善环境卫生，消灭传播媒介，采取消毒措施等。保护易感人群：增强体质以提高机体非特异性免疫力，预防接种以提高人群的主动或被动特异性免疫力。

复 习 题

一、名词解释

1. 感染后免疫（postinfection immunity）
2. 潜伏期（incubation period）
3. 稽留热（sustained fever）
4. 传染源（source of infection）
5. 复发（relapse）
6. 潜伏性感染（latent infection）

二、填空题

1. 对某一传染病缺乏特异性免疫力的人称为________。
2. 每一种传染病都是由特异性的________引起的，包括________与________。

3. ________是指 24 小时内体温波动于高热与常温之下，见于疟疾、败血症等，又称为________。
4. ______________________________________称为再燃。
5. 预防传染病的三个基本环节是________、________和________。

三、选择题

【A1 型题】

1. 感染的含义是(　　)
   A. 人体被病原体侵入
   B. 病原体侵入人体的过程
   C. 病原体对人体的寄生过程
   D. 病原体通过传播媒介进入人体
   E. 人体抵抗力下降而被病原体入侵
2. 下列属于传染病的是(　　)
   A. 急性支气管炎
   B. 化脓性胆囊炎
   C. 炭疽
   D. 化脓性腮腺炎
   E. 大叶性肺炎
3. 病原体侵入人体后首先起作用的非特异性免疫因素是(　　)
   A. 白细胞介素
   B. 吞噬细胞
   C. 致敏 T 淋巴细胞
   D. 干扰素
   E. 肿瘤坏死因子
4. 在传染病感染过程中最常见的是(　　)
   A. 隐性感染者
   B. 潜伏期携带者
   C. 慢性携带者
   D. 潜伏性感染者
   E. 显性感染者
5. 外周血嗜酸粒细胞减少的传染病是(　　)
   A. 甲型肝炎
   B. 乙型脑炎
   C. 流行性出血热
   D. 伤寒
   E. 急性细菌性痢疾
6. 在感染过程中，血液中最先出现的抗体是(　　)
   A. 特异性 IgM 抗体
   B. 特异性 IgG 抗体
   C. 特异性 IgA 抗体
   D. 特异性 IgD 抗体
   E. 特异性 IgE 抗体
7. 外周血白细胞数增高的病毒性传染病是(　　)
   A. 流行性感冒
   B. 艾滋病
   C. 流行性出血热
   D. 水痘
   E. 风疹
8. 在我国新修订的传染病防治法中，属于甲类传染病的是(　　)
   A. 人感染高致病性禽流感
   B. 艾滋病
   C. 传染性非典型肺炎
   D. 狂犬病
   E. 鼠疫

9. 通过接触疫水传播的传染病是(　　)
A. 囊虫病
B. 恙虫病
C. 华支睾吸虫病
D. 流行性腮腺炎
E. 钩体病

10. 属于自然疫源性传染病的是(　　)
A. 艾滋病
B. 疟疾
C. 伤寒
D. 恙虫病
E. 乙型肝炎

11. 不属于传染病的是(　　)
A. 莱姆病
B. 斑疹伤寒
C. 黑热病
D. 耳源性化脓性脑膜炎
E. 百日咳

12. 主要经输血途径传播的传染病是(　　)
A. 甲型肝炎
B. 流行性乙型脑炎
C. 戊型肝炎
D. 丙型肝炎
E. 登革热

13. 通过粪-口途径传播的传染病是(　　)
A. 麻疹
B. 白喉
C. 百日咳
D. 阿米巴病
E. 乙型病毒性肝炎

14. 主要通过性传播的传染病是(　　)
A. 乙型肝炎
B. 丙型肝炎
C. 艾滋病
D. 结核病
E. 疟疾

15. 在我国,属于乙类传染病的是(　　)
A. 血吸虫病
B. 斑疹伤寒
C. 流行性感冒
D. 急性出血性结膜炎
E. 霍乱

16. 在我国,属于丙类传染病的是(　　)
A. 麻疹
B. 流行性出血热
C. 流行性脑脊髓膜炎
D. 麻风病
E. 流行性乙型脑炎

17. 以对症治疗为主的传染病是(　　)
A. 钩体病
B. 艾滋病
C. 伤寒
D. 恙虫病
E. 霍乱

18. 以病原治疗为主的传染病是(　　)
A. 乙型脑炎
B. 流行性出血热

C. 霍乱　　D. 恙虫病
E. 水痘

19. 患病后可获得持久免疫力的传染病是(　　)
A. 丙型肝炎　　B. 艾滋病
C. 伤寒　　D. 阿米巴痢疾
E. 细菌性痢疾

20. 病后仅可获得部分、较弱免疫力的传染病是(　　)
A. 甲型肝炎　　B. 乙型肝炎
C. 伤寒　　D. 流行性脑脊髓膜炎
E. 血吸虫病

【A2 型题】

1. 患者,男性,37 岁,农民,近 2 天腹泻、纳差,每日大便 15~30 次,粪便呈浅黄色水样,每次量较多。曾呕吐 3 次,无里急后重。体格检查:体温 37.5℃,明显脱水征,肠鸣音亢进,腹无压痛。血液白细胞总数为 9.7×10^9/L,分类计数 N 0.56,L 0.35,E 0.07,M 0.02;RBC 4.9×10^{12}/L,Hb 180g/L。粪便镜检白细胞 1~5/HP。病前曾食生黄瓜。对明确本例诊断最有意义的实验室检查是(　　)
A. 粪便常规检查　　B. 粪便涂片找菌
C. 粪便培养致病菌　　D. 粪便检查阿米巴滋养体
E. 血液培养细菌

2. 患者,男性,42 岁,城市下水道工人,持续发热、头痛、全身酸痛、走路时小腿疼痛、纳差、疲乏 4 天。体温 40.2℃。眼结膜充血,左眼结膜下有一出血斑,右侧腹股沟淋巴结肿如鸽蛋大,局部皮肤潮红、压痛明显。肝于肋下 10cm 可触及。周围血红细胞 4.82×10^{12}/L,白细胞 12.4×10^9/L,分类 N 0.87,L 0.11,E 0.01,M 0.01,血小板 123×10^9/L。尿常规检查示蛋白(+++),管型(+)。发病前 3 天曾到郊外旅游,右腿受伤流血,现伤口已愈。本例的诊断应首先考虑(　　)
A. 登革热　　B. 伤寒
C. 恙虫病　　D. 败血症
E. 钩端螺旋体病

【B 型题】

1. A. 传染性非典型肺炎　　B. 霍乱
C. 血吸虫病　　D. 蛔虫病
E. 流行性腮腺炎
(1) 甲类传染病(　　)
(2) 乙类传染病但必须采取甲类传染病的预防、控制措施(　　)
(3) 应向有关卫生防疫机构报告疫情的传染病(　　)
(4) 仅在监测点内进行监测的传染病(　　)

2. A. 特异性抗原　　B. 特异性 IgG 抗体
C. 病原体核酸　　D. 病原体培养

E. 特异性 IgM 抗体

(1) 主要用于乙型肝炎的免疫学诊断(　　)

(2) 主要用于肾综合征出血热的特异性诊断(　　)

(3) 主要用于丙型肝炎实验诊断(　　)

(4) 主要用于细菌性痢疾的实验诊断(　　)

3. A. 麻疹　　B. 艾滋病

C. 细菌性痢疾　　D. 疟疾

E. 钩体病

(1) 主要通过消化道传播的传染病是(　　)

(2) 主要通过呼吸道传播的传染病是(　　)

(3) 主要通过接触疫水传播的传染病是(　　)

(4) 主要通过虫媒叮咬途径传播的传染病是(　　)

4. A. 钩体病　　B. 流行性出血热

C. 细菌性痢疾　　D. 霍乱

E. 麻疹

(1) 最常发生 DIC 的传染病是(　　)

(2) 最常发生脱水的传染病是(　　)

(3) 最常发生肝功能衰竭的传染病是(　　)

(4) 最常发生皮疹的传染病是(　　)

四、问答题

1. 试述传染病的诊断。
2. 试述传染病的预防。
3. 简述传染病的治疗原则和治疗方法。
4. 试述传染病的基本特征。
5. 试述传染病感染过程中可能出现哪几种表现。

参考答案

一、名词解释

1. 人体感染病原体后,无论是显性感染或隐性感染,都能产生针对病原体及其产物(如毒素)的特异性免疫。
2. 从病原体侵入人体起,至开始出现临床症状为止的时期。相当于病原体在体内繁殖、转移、定位、引起组织损伤和功能改变导致临床症状出现之前的整个过程。
3. 体温 39℃以上,24 小时内体温波动不超过 1℃,见于伤寒、斑疹伤寒等。
4. 指病原体已在体内生长繁殖并能将其排出体外的人和动物。包括患者、隐性感染者、病原携带者、受感染的动物。
5. 患者进入恢复期后,已稳定退热一段时间,由于潜伏于组织内的病原体再度繁殖至一定程度,而使初发症状再度出现时,称为复发。

6. 病原体感染人体后，寄生在机体中某些部位，机体免疫功能足以将病原体局限化而不引起显性感染，但又不足以将病原体清除，病原体长期潜伏成为携带者。等待机体免疫功能下降时，才引起显性感染。

二、填空题

1. 易感者
2. 病原体　微生物　寄生虫
3. 间歇热　败血症型热
4. 患者在恢复期时，体温未稳定下降至正常又再发热
5. 管理传染源　切断传播途径　保护易感人群

三、选择题

【A1 型题】

1. C
   试题分析：感染是病原体对人体的一种寄生过程。其他答案不够准确或全面。
2. C
   试题分析：全部均为感染性疾病，但只有炭疽才具有传染性。
3. B
   试题分析：病原体进入人体后，首先遭到巨噬细胞的吞噬作用。白细胞介素、干扰素和肿瘤坏死因子均为细胞因子，他们主要由单核/巨噬细胞和淋巴细胞被激活以后释放的肽类物质。致敏 T 淋巴细胞属于特异性免疫的范畴，与题目不符。
4. A
   试题分析：传染病的感染过程可表现为病原体被清除，病原携带状态，隐性感染，显性感染和潜伏性感染等 5 种形式，不同形式在不同的传染病中各有侧重。一般来说，隐性感染最常见，显性感染所占比重最低。
5. D
   试题分析：伤寒患者外周血白细胞减少，嗜酸粒细胞减少或消失。
6. A
   试题分析：在感染过程中，血液中最先出现的是特异性 IgM 抗体，通常情况下持续时间不长，是近期感染的标志。特异性 IgG 抗体临近恢复期出现，但持续较长时期。IgA 抗体主要是呼吸道和消化道黏膜上的局部抗体。IgE 抗体主要出现在寄生虫感染病例。
7. C
   试题分析：外周血白细胞数增高的病毒性传染病是流行性出血热。其他 4 种病毒性传染病的外周血白细胞数正常或减少。
8. E
   试题分析：在我国新颁布修订的传染病防治法中，属于甲类传染病的是鼠疫和霍乱。人感染高致病性禽流感，艾滋病，狂犬病，传染性非典型肺炎均属于乙类传染病。对乙类传染病中传染性非典型肺炎、炭疽中的肺炭疽和人感染高致病性禽流感，采取甲类传染病的预防、控制措施。

9. E

试题分析:囊虫病和华支睾吸虫病通过食用污染的肉类而感染,恙虫病通过虫媒传播,流行性腮腺炎通过呼吸道传播,钩端螺旋体病通过接触经鼠类污染的疫水传播。

10. D

试题分析:恙虫病在鼠类中不断循环,形成自然疫源性。当人在疫区的草地上工作、活动或坐卧时,被带有病原体的幼虫叮咬而得病。

11. D

耳源性化脓性脑膜炎不属于传染病,其他都是传染病。

12. D

试题分析:甲型肝炎和戊型肝炎经消化道途径传播,流行性乙型脑炎和登革热由虫媒传播。丙型肝炎主要由输血、注射、密切接触等途径传播。

13. D

试题分析:麻疹,白喉和百日咳经呼吸道传播。阿米巴病通过粪-口途径传播。乙型病毒性肝炎通过胃肠外途径传播。

14. C

试题分析:主要通过性传播的传染病是艾滋病。乙型肝炎和丙型肝炎亦可通过性传播,但不是主要的传播途径。结核病通过呼吸道传播,疟疾通过虫媒传播。

15. A

试题分析:属于乙类传染病的是血吸虫病。B、C、D 为丙类传染病。E 为甲类传染病。

16. D

试题分析:属于丙类传染病的是麻风病,其他均为乙类传染病。

17. E

试题分析:以对症治疗为主的传染病是霍乱。其他所列疾病以病原治疗为主。

18. D

试题分析:以病原治疗为主的传染病是恙虫病。其他所列疾病以对症支持治疗为主。

19. C

试题分析:患病后可获得持久免疫力的传染病是伤寒。

20. E

试题分析:病后仅可获得部分免疫力的传染病是血吸虫病,其他 4 种传染病病后均可获得持久免疫力。

【A2 型题】

1. C

试题分析:根据流行病学资料(有不洁食物史,曾食生黄瓜)、临床表现(起病突然、腹泻水样便、呕吐、低热、脱水、腹无明显压痛等)、实验室检查(血白细胞总数在正常上限,Hb 升高,粪便镜检白细胞少许),本病例最可能的临床诊断是霍乱。粪便培养霍乱弧菌是确诊霍乱的依据,是最有意义的实验室检查。

2. E

试题分析:按现有资料,本例诊断非常困难。根据流行病学资料(下水道工人,发病前 3

天曾到郊外旅游，右腿受伤。显示可能接触疫水）、临床表现（毒血症状、出血表现、多器官损害等）、实验室检查（血白细胞总数升高，出现尿蛋白和管型），本例的诊断应首先考虑钩端螺旋体病。

【B 型题】

1. (1)B (2)A (3)C (4)E

   试题分析：本题重点考查对传染病的分类及管理传染源这一预防环节的熟悉程度。霍乱是两种甲类传染病之一，另一个是鼠疫。3 个乙类传染病，包括传染性非典型肺炎、炭疽中的肺炭疽和人感染高致病性禽流感必须采取甲类传染病的预防、控制措施。血吸虫病是必须向有关卫生防疫机构报告疫情的传染病。流行性腮腺炎是仅在监测点内进行监测的丙类传染病之一。

2. (1) A (2)E (3)B (4)D

   试题分析：主要用于乙型肝炎的免疫学诊断的指标是特异性抗原，主要是乙型肝炎表面抗原。主要用于流行性出血热的特异性诊断是特异性 IgM 抗体的检测。主要用于丙型肝炎实验诊断的指标是特异性 IgG 抗体。主要用于细菌性痢疾的实验诊断的检查是粪便病原体培养。

3. (1)C (2)A (3)E (4)D

   试题分析：麻疹经呼吸道传播。艾滋病通过血液、体液、性接触及母婴途径传播。菌痢通过消化道传播。疟疾通过蚊虫叮咬传播、钩体病通过接触疫水传播。

4. (1)B (2)D (3)A (4)E

   试题分析：流行性出血热是最常发生 DIC 的传染病，霍乱是最常发生脱水的传染病，钩端螺旋体病是最常发生肝功能衰竭的传染病，麻疹是最常发生皮疹的传染病。

四、问答题

1. 答题要点　①流行病学资料：包括性别、年龄、职业、居住地、曾去地、既往史、疫苗接种史、发病季节、当地疫情等。②临床表现：包括患者的症状与体征，发生的时间、强度，有无特殊体征等。③实验室检查：包括一般检查与病原特异性检查，如病原体、抗原、抗体、核酸检查等，病原学检查具有确诊意义。
2. 答题要点　传染病的预防主要针对传染病流行过程的三个基本环节来采取措施，即管理传染源，切断传播途径和保护易感人群。①管理传染源：严格执行传染病报告制度（参考最新修订的传染病防治法）、对有传染性的患者进行隔离和治疗、对接触者进行检疫或预防、对病原携带者进行治疗或隔离或教育、对感染动物进行处理；②切断传播途径：切断起主导作用的传播途径，如养成良好的个人卫生习惯，改善环境卫生，消灭传播媒介，采取消毒措施等；③保护易感人群：增强体质以提高机体非特异性免疫力，预防接种以提高人群的主动或被动特异性免疫力。
3. 答题要点　①治疗原则：综合治疗的原则，即治疗、护理与隔离、消毒并重，一般治疗、对症治疗与特效治疗并重。②治疗方法：包括一般及支持疗法（如隔离、护理和心理治疗等一般治疗，饮食、热量、水电解质等支持治疗）；病原或特效疗法（如抗生素、化学制剂、血清免疫制剂等）、对症疗法、康复疗法、中医中药疗法等。
4. 答题要点　①有病原体：每一种传染病都是由特异性的病原体引起的，虽然目前还有一些传染病的病原体未被确定;②有传染性:传染病能通过某种途径传染给他人,这是传染病与其他感染性疾病的主要区别;③有流行病学特征:在质的方面有外来性和地方性之分;在量的方面有散发、流行、大流行、暴发流行;可有季节性、地区性、不同人群(年龄、性别、职业等)的分布特征;④有感染后免疫:病后都能产生针对病原体的特异性免疫。感染后免疫在不同的传染病持续时间长短不一,有些感染后免疫可避免再次感染,有些则不能甚至导致再次感染时病情加重。

5. 答题要点 ①病原体被清除:病原体进入人体后被非特异性免疫和(或)特异性免疫所清除;②隐性感染:病原体进入人体后,引起机体的特异性免疫应答及轻微的组织损伤,但没有任何症状和体征;③显性感染:病原体进入人体后,引起病理改变和临床表现;④病原携带状态:病原体与机体处于共生状态。按病原体种类不同分为带病毒者,带菌者,带虫者。按发生时间不同分为健康携带者、恢复期携带者及潜伏期携带者,急性与慢性携带者;⑤潜伏性感染:病原体长期潜伏于机体某些部位,待机会成熟时(如机体免疫功能下降)引起临床表现。

(张跃新)

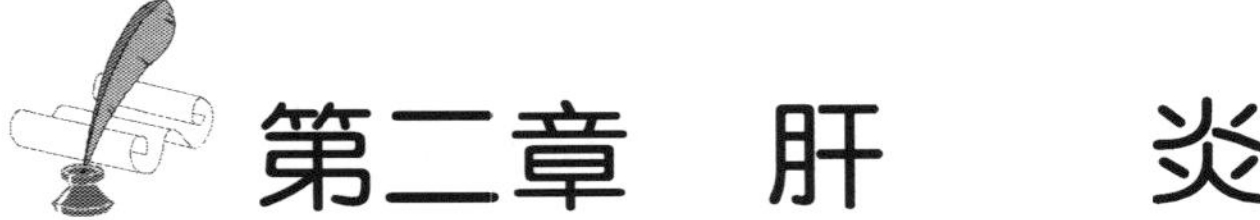

第二章　肝　　炎

第一节　急性病毒性肝炎

病例 2-1

患者,男性,21 岁,维族,农民。患者一周前感冒,发热 2 天,体温 38.5℃,之后逐日感乏力、厌油、厌肉明显,伴尿色逐日加深,似浓茶色,大便正常。今日来院查 ALT 1456U/L,AST 768U/L,总胆红素 112μmol/L,直接胆红素 75μmol/L,间接胆红素 37μmol/L,白蛋白 41g/L,球蛋白 33g/L。

问题

1. 该患者的临床诊断是什么?
2. 你的诊断依据是什么?
3. 传播方式有哪些?
4. 进一步要查什么能明确你的诊断?
5. 你怎么处理及治疗这个患者?

参考答案和提示

1. 诊断　病毒性肝炎
　　　　　急性黄疸性
　　　　　病原学未定
2. 传播方式　粪-口途径的可能性大。
3. 诊断依据

(1) 年轻男性,农民。

(2) 感冒样起病。

(3) 乏力、厌油、厌肉明显,伴尿色逐日加深,似浓茶色。

(4) ALT 1456U/L,AST 768U/L,总胆红素 112μmol/L 直接胆红素 75μmol/L,间接胆红素 37μmol/L,白蛋白 41g/L,球蛋白 33g/L。

4. 进一步查

(1) 体格检查:皮肤、出血点、面色、蜘蛛痣、肝掌、腹水、浮肿、肝、脾情况。

(2) 查肝炎病毒抗原抗体(甲、乙、丙、丁、戊型肝炎病毒血清标志物)。

(3) 查 B 超:肝、胆、脾(进一步除外慢性肝炎)。

(4) 凝血功能。

5. 处理及治疗

(1) 报传染病报告卡。

(2) 嘱卧床休息。

(3) 进食:清淡易消化的食物。

(4) 加强护肝、利胆、降酶药物治疗。

病例 2-2

患者,男性,45 岁,汉族,干部。患者一周前单位体检时发现肝大,锁骨中线肋下 2cm,查肝功能:ALT 854U/L,AST 455U/L,总胆红素 12μmol/L,直接胆红素 7μmol/L,间接胆红素 5μmol/L。查 B 超示:肝、胆、脾未见异常。追问病史时患者述近 2 周有些乏力,但未重视。

既往无肝炎病史,无大量饮酒史。

问题

1. 该患者的临床诊断是什么?
2. 传播方式有哪些?
3. 你的诊断依据是什么?
4. 进一步要查什么能明确你的诊断?
5. 你怎么处理及治疗这个患者?

参考答案和提示

1. 诊断 病毒性肝炎

急性无黄疸型

病原学未定

2. 传播途径 粪-口途径的可能性大。

3. 诊断依据

(1) 年轻男性,45 岁。

(2) 患者一周前单位体检时发现肝大,锁骨中线肋下 2cm。

(3) 查肝功能:ALT 854U/L,AST 455U/L,总胆红素 12 μmol/L,直接胆红素 7μmol/L,间接胆红素 5μmol/L。

(4) 查 B 超示:肝、胆、脾未见异常。

(5) 追问病史时患者述近 2 周有些乏力,但未重视。

(6) 既往无肝炎病史,无大量饮酒史。

4. 进一步查

(1) 查体。

(2) 查肝炎病毒病原学。

(3) 查凝血功能。

5. 处理及治疗

(1) 报传染病报告卡。

(2) 卧床休息。

(3) 进食:清淡易消化的食物。

(4) 加强护肝、降酶药物治疗。

临床思维:急性病毒性肝炎

【分期】

急性病毒性肝炎黄疸型的临床表现有很明显的阶段性,病程为2~4月。分为:

1. 黄疸前期　发热、全身不适,食欲不振,厌油及肉食,恶心、呕吐腹泻尿色加深。(1周)

2. 黄疸期　黄疸出来后自觉症状有所好转,热退,尿色加深,皮肤、巩膜出现黄疸,约2周内达高峰,大便发白,皮肤发痒,肝大,有叩痛。(2~6周)

3. 恢复期　黄疸逐渐消退,症状减轻至消失,肝脾回缩,肝功恢复正常。本期约1月(2周至4个月)

【分型】

1. 急性甲型肝炎　急性起病,消化道症状明显,转氨酶升高幅度大。预后好,不转成慢性。

2. 急性乙型肝炎　缓慢起病,有血清病样反应,皮疹、关节炎。易变慢性。

3. 急性丙型肝炎　缓慢起病,黄疸发生率低,转氨酶升高幅度不太大。慢性发生率高。

4. 急性丁型肝炎

(1) 与乙型肝炎同时感染:与乙型肝炎相似慢性发生率低。

(2) 乙肝的基础上重叠感染:病情重,重肝发生率高,易转慢性。

5. 急性戊型肝炎　表现与甲肝相似,淤胆常见,孕妇感染时重肝多,死亡率高。

急性无黄疸型:远多于黄疸型,表现轻,不易被发现。可发生于任何一种病毒性肝炎中。

诊疗常规

急性病毒性肝炎是病毒性肝炎中最常见的一种临床类型,诊断治疗及时则预后良好,如诊断延误,治疗不及时可发展成重症肝炎。早期诊断,严密观察病情及时治疗非常重要。

(一) 诊断要点

1. 流行病学资料　经粪-口途径(不洁食物、水)感染(甲、戊型肝炎);经注射(吸毒)、输血及血制品(透析)、母婴途径传播、文身、性接触等感染(乙型、丙型、丁型肝炎)。

2. 临床表现　急性起病,畏寒发热、乏力、头痛、纳差、恶心呕吐,肝大,肝区不适等。黄疸型有皮肤巩膜黄疸、尿呈茶色。

3. 化验 ALT、AST升高;黄疸型有血清胆红素升高、尿胆红素和(或)尿胆原升高。肝炎病毒血清学阳性。

4. 肝组织活检病理诊断(非必须项目) 我国临床上诊断的急性乙型肝炎有半数患者可能是慢性肝炎急性发作,需靠肝组织活检病理诊断确诊。

(二) 鉴别诊断

注意与酒精性肝病、药物性肝损害、中毒性肝损害、自身免疫性肝炎以及其他疾病引起的肝损害进行鉴别。

(三) 预后

急性肝炎的预后好,甲型肝炎和戊型肝炎不形成慢性肝炎。成人患急性乙型肝炎大多数可治愈,仅少数转成慢性肝炎。急性丙型肝炎和丁型肝炎若治疗不及时,易形成慢性肝炎。

(四) 治疗原则和要点

1. 治疗原则 无特效治疗,以休息和营养为主,辅助以药物治疗。

2. 治疗要点

(1) 隔离:根据肝炎病毒的类型决定,甲型肝炎和戊型肝炎须按消化道传染病隔离,而乙型肝炎、丙型肝炎和丁型肝炎按血传播疾病隔离。

(2) 报传染病报告卡。

(3) 强调休息(有黄疸的要卧床休息)。

(4) 清淡易消化的食物饮食。

(5) 严密观察病情:精神状态、消化道症状、黄疸的程度、肝界、凝血酶原活动度、血象。

(6) 适当补充维生素。

(7) 一般的护肝药物治疗。

(8) 抗病毒治疗只限于丙型肝炎(用干扰素+利巴韦林)。

复 习 题

一、名词解释

1. 同时感染
2. 重叠感染

二、填空题

1. 急性肝炎可分为________和________。
2. 经粪-口途径传播的病毒性肝炎有________和________。
3. 易变慢性的病毒性肝炎有________和________及________。
4. 淤胆型肝炎的发生率高,孕妇感染后重肝发生率高的是________。

三、选择题

【A1 型题】

1. 急性肝炎时,下列哪一项不是常见的表现(　　)

A. 流感样症状　　B. 尿黄及黄疸

C. 持续发热　　D. 恶心呕吐

E. 肝大

2. 下列哪项不是戊型肝炎的特点(　　)

A. 不引起慢性　　B. 发生在孕妇死亡率高

C. 粪-口传播　　D. 黄疸发生率高

E. 我国少见

3. 下列哪一项属于干扰素的治疗范围(　　)

A. 急性甲型肝炎　　B. 急性乙型肝炎

C. 急性丙型肝炎　　D. 急性戊型肝炎

E. 急性药物性肝炎

4. 下列哪一项是正确的(　　)

A. 急性病毒性肝炎不需要抗病毒治疗

B. 甲、乙、丙型肝炎可以用疫苗进行预防

C. 甲型病毒性肝炎多见于成人

D. 乙型病毒性肝炎家庭聚集现象常见

E. 晚期妊娠妇女患急性黄疸型肝炎预后好

【A2 型题】

女性,15 岁,学生。近一周来感发热、乏力、恶心呕吐、尿黄伴脸黄 2 天。体格检查:体温 36.8℃,巩膜轻度黄染,肝大肋下 2cm,质软,脾不大。ALT 1554U/L,AST 1332U/L,TBil 78μmol/L、DBil 48μmol/L,该患者最可能的诊断是(　　)

A. 急性黄疸型肝炎　　B. 急性无黄疸型肝炎

C. 淤胆型肝炎　　D. 急性重型肝炎

E. 慢性肝炎

【B 型题】

A. 甲型肝炎病毒　　B. 乙型肝炎病毒

C. 丙型肝炎病毒　　D. 丁型肝炎病毒

E. 戊型肝炎病毒

1. 基因组为 DNA 的肝炎病毒是(　　)
2. 易转成慢性肝炎的肝炎病毒是(　　)
3. 必须依赖乙型肝炎病毒而感染和复制的肝炎病毒是(　　)

A. HBsAg　　B. HBeAg

C. 抗 HBs　　D. 抗 HBc

E. 抗 HBe

4. 与乙肝疫苗成分一致的是( )

5. 急性乙型肝炎血清中最迟出现的标志物是( )

6. 乙型肝炎血清中传染性最大的标志物是( )

参考答案

一、名词解释

1. 同时感染 两种病原体同时感染一个机体。如 HBV 和 HDV 的同时感染。
2. 重叠感染 两种病原体的感染相继发生。如在乙型肝炎病毒感染的基础上感染甲型肝炎病毒。重叠感染可使病情加重。

二、填空题

1. 黄疸型 无黄疸型
2. 甲肝 戊肝
3. 乙肝 丙肝 丁肝
4. 戊肝

三、选择题

【A1 型题】

1. C 2. E 3. C 4. D

【A2 型题】

A

【B 型题】

1. B 2. C 3. D 4. A 5. C 6. B

(希尔娜依 · 阿不都黑力力)

第二节 慢性病毒性肝炎

病例 2-3

患者,男性,汉族,66 岁。发现乙肝免疫学标记物 HBsAg 阳性二十余年,二十余年来无明显乏力、纳差,恶心等症状,间断肝功能轻度异常:ALT 20~80U/L,AST 正常。体格检查:精神好,营养状况良好,无慢性病容,无肝掌、蜘蛛痣,B 超示:肝脏光点粗,形态未见异常,血管走行自然清晰,脾脏厚度 40mm,乙肝标记物 HBsAg(+)、HBeAg(+)和抗 HBc(+),HBV DNA 7.67×10^9copies/mL。肝组织学检查示:G1S2。家族乙肝病史,兄弟姐妹 6 人均有乙肝,但均健在,无肝硬化患者。

问题

1. 该患者的临床诊断?
2. 诊断依据?
3. 你考虑该患者的乙肝感染方式?母婴传播、水平传播?
4. 乙肝病毒血清标志物的临床意义?
5. 该患者有无肝硬化?你的依据?
6. 该患者的预后,肝硬化的可能性?
7. 治疗策略?

参考答案和提示

1. 该患者的诊断 病毒性肝炎,乙型,慢性轻度。
2. 诊断依据

(1) 二十余年乙肝病史(急慢性肝炎临床以6个月病程为界点,6月以内为急性,超过6月为慢性)。

(2) 临床症状轻微,无慢性肝炎体征(包括肝掌,蜘蛛痣,肝病面容)

(3) 辅助检查示肝功能基本正常,影像学检查(B超、CT、MRI)未见脾脏肿大,肝脏形态结构正常。

(4) 组织学检查未见肝硬化趋势。

病例 2-4

患者,男性,工人,40岁。五年前曾因急性黄疸型肝炎住院治疗,经保肝治疗后症状消失、肝功能恢复正常,但HBsAg未能转阴。近四周感乏力,少量饮酒后自觉上腹部(胃部)不适,餐后自觉消化不良,自服酵母片及胃药,无明显效果,症状无改善。两周前,见油腻食物恶心,闻油烟味恶心,饭后呕吐,为胃内容物,尿色发黄,浓茶样。近两天来,可少量进食,恶心症状略有改善,但皮肤发黄逐渐明显。体格检查:面色灰暗,无明显肝掌、蜘蛛痣,皮肤巩膜明显黄疸,无球结膜水肿,无皮肤淤血瘀斑,心肺未及异常,腹平软,肝脏肋下可触及肿大,质地中等,表面光滑,脾未触及肿大。乙肝指标检查示HBsAg(+)、HBeAg(+)和抗HBc(+),HBV DNA 1.6×10^5 copies/mL,肝功能检查:ALT 578U/L,AST 673U/L,TBil 260μmol/L,IBil 151μmol/L,白蛋白33g/L,球蛋白32g/L,凝血酶原活动度50%。B超见肝脏光点粗大,脾脏厚55mm,腹腔少量积液,最深处约9mm。

问题

1. 你的诊断?
2. 诊断依据?
3. 该患者的预后中,肝硬化的可能性?
4. 治疗策略?

参考答案和提示

1. 诊断:病毒性肝炎,乙型,慢性重度。

2. 诊断依据

(1) 五年乙肝病史。

(2) 肝功能损害程度较重:深度黄疸、少量腹水,肝脾肿大,但是,未达到重型肝炎诊断标准。

3. 该患者的自然病程,肝硬化率很高,是需要临床积极治疗的病例类型。

4. 治疗策略

(1) 积极抗乙肝病毒治疗,抑制病毒复制。可用核苷类似物,如拉米夫定、阿德福韦、替比夫定、恩替卡韦、黄疸消退后可考虑使用。

(2) 护肝治疗:包括抑制炎症反应,肝细胞膜稳定剂。

该患者因存在黄疸时,禁忌使用干扰素。

病例 2-5

患者,男性,40 岁,汉族。两年前发现 HBsAg(+)、抗 HBe(+)、抗 HBc(+),肝功能正常,无自觉症状,近 4 月自觉劳累疲乏明显,体格检查:肝病面容巩膜轻度黄疸,肝掌阳性(手掌部大小鱼际出现点状暗红,晚期掌部肌肉萎缩),颜面部、颈部、手臂处可见蜘蛛痣,脾脏肋下可触及肿大,质地中等硬度。无浮肿、无腹水,无腹壁静脉曲张,肝功示:TBil 47μmol/L,DBil 28μmol/L,ALT 450U/L,AST 365U/L。白蛋白 38g/L,球蛋白 41g/L,乙肝病毒标记物同前,HBV DNA 3.2×10^4copies/ml。B 超发现脾脏增大。

问题

1. 你的诊断?

2. 诊断依据?

参考答案及提示

1. 诊断 病毒性肝炎,乙型,慢性中度。

2. 诊断依据

(1) 2 年乙肝病史。

(2) 临床症状有慢性肝炎体征(包括肝掌、蜘蛛痣、肝面容、黄疸、脾大)。

(3) 辅助检查示肝功能明显异常,影像学检查(B 超)见脾脏肿大。

病例 2-6

患者,男性,45 岁,工人。因腹胀,尿少 2 周就诊。诉近年来体力下降较明显,易疲乏,时有右上腹不适,尿黄,未予理会。患者在 10 年前招工体检时无异常发现。8 年前因车祸做头颅手术,术中曾输血 1200ml。无大量饮酒史。体格检查:巩膜轻度黄染,脸色灰暗,肝掌征(+),胸前毛细血管扩张,肝肋下未及,脾左肋下 2cm,移动性浊音(+)。实验室检查:ALT 65U/L,AST 102U/L,白蛋白 30g/L,球蛋白 41g/L,TBil 56μmol/L,DBil 24μmol/L,抗 HCV 阳性 WBC 3.2×10^9/L,RBC 3.6×10^{12}/L,Hb 124g/L,PLT 72×10^9/L,AFP 102ng/L。

问题

1. 本病例最可能的诊断是什么?有哪些诊断依据?

2. 试述本病例应与哪些疾病进行鉴别?

3. 试述对本病例的治疗措施。

4. 要明确本病例的诊断,需进一步做哪些检查?

参考答案及提示

1. 诊断 慢性丙型肝炎,活动性肝硬化,肝硬化失代偿。

诊断依据

(1) 有慢性肝炎的病史、症状、体征。

(2) 有输血史,抗 HCV 阳性。

(3) 有白蛋白减少、腹水、脾亢等肝硬化失代偿的表现。

(4) 有肝炎活动的证据

2. 鉴别诊断 本病例需与乙型肝炎肝硬化、慢性重型肝炎、自身免疫性肝病、肝细胞癌等疾病进行鉴别。

3. 本病例的治疗措施 一般疗法:卧床休息,加强护理。支持疗法:静脉滴注白蛋白或新鲜血浆,补充维生素。对症治疗:防止消化道出血、肝性脑病的发生,预防继发感染,避免损害肾药物,扩张血容量,使用增加肾血流量的药物,利尿等。保护和改善肝功能:可选用一些合适的护肝药。肝移植:最后的治疗手段。

4. 需做检查 要明确本病例的诊断,需要检测抗 HCV,HCV RNA,以支持丙型肝炎的诊断;需要用敏感的方法检测乙肝病毒标志物,如 HBsAg、HBeAg、抗 HBs、抗 HBe、抗 HBc,HBV DNA 等;自身抗体检测,还要做 B 型超声波,腹水常规及病理,以排除肝细胞癌。

临床思维:慢性病毒性肝炎

【概述】

病毒性肝炎是由多种肝炎病毒(甲型、乙型、丙型、丁型及戊型)引起的以肝脏病变为主的全身性传染病。临床上以疲乏、食欲减退、肝大、肝功能异常为主要表现,部分病例可出现黄疸。甲型及戊型主要表现为急性肝炎,而乙型、丙型及丁型可转为慢性肝炎,并可发展为肝硬化,与肝癌的发生有密切的关系。

【病原学特点】

目前已证实甲、乙、丙、丁、戊五型肝炎病毒是病毒性肝炎的致病因子。庚型肝炎病毒(HGV)、输血传播病毒(TTV)、Sen 病毒等是否引起病毒性肝炎未有定论。

甲型肝炎病毒是一种 RNA 病毒,只有 1 个血清型,感染后早期产生 IgM 型抗体,一般持续 8~12 周,少数可延续 6 个月,IgG 型抗体可长期存在。IgM 是近期感染的标志,IgG 则是过去感染的标志。

乙型肝炎病毒(HBV)是一种 DNA 病毒。在感染者血清中存在三种形式的颗粒:①大球形颗粒,又名 Dane 颗粒,为完整的 HBV 颗粒;②小球形颗粒;③丝状或管状颗粒。后两种颗粒由 HBsAg 组成,不含核酸。血清中一般情况下小球形颗粒最多,Dane 颗粒最少。HBV 的抵抗力很强。HBV 基因组由不完全的环状双链 DNA 组成,有 4 个编码区,分别是 S 区、C

区、P 区和 X 区。HBV 基因组易突变。HBV DNA 是病毒复制和传染性的直接标志。HBV DNA 定量对于判断病毒复制程度,传染性大小,抗病毒药物疗效等有重要意义。HBV 的主要抗原抗体系统包括:①HBsAg 与抗 HBs:HBsAg 阳性反映现在 HBV 感染。HBsAg 本身只有抗原性,无传染性。抗 HBs 为保护性抗体,阳性表示对 HBV 有免疫力,见于乙型肝炎恢复期、过去感染及乙肝疫苗接种后;②HBeAg 与抗 HBe:HBeAg 的存在表示病毒复制活跃且有较强的传染性。HBeAg 消失而抗 HBe 产生称为血清转换。抗 HBe 阳转后,病毒复制多处于静止状态,传染性降低。长期抗 HBe 阳性者并不代表病毒复制停止或无传染性。因为当 HBV 出现 C 区或前 C 区基因变异不表达,HBeAg 仍有病毒复制,即有传染性。③HBcAg 与抗 HBc:阳性表示血清中存在 Dane 颗粒,抗 HBc IgM 对诊断急性乙型肝炎或慢性乙型肝炎急性发作有帮助。抗 HBc IgM 在血清中可长期存在。

丙型肝炎病毒(HCV)是一种 RNA 病毒,归于黄病毒科丙型肝炎病毒属。HCV 基因组极易变异,同一病例存在准种特性(quasispecies),目前可将 HCV 分为 6 个不同的基因型,同一基因型中可再分为不同亚型。基因型分布具有明显地域性,我国以 1b 型为主。HCV 在血液中含量很少,常采用巢式(nested)PCR 可以提高 HCV RNA 检出率。HCV RNA 阳性是病毒感染和复制的直接标志。HCV RNA 定量测定有助于了解病毒复制程度、抗病毒治疗的选择及疗效评估等。对 HCV RNA 尽可能进行基因分型,分型结果有助于判定治疗的难易程度及制定抗病毒治疗的个体化方案。抗 HCV 不是保护性抗体,是存在 HCV 感染的标志。抗 HCV 阴转与否不能作为抗病毒疗效的指标。

丁型肝炎病毒(HDV)又称为 δ 因子,是一种缺陷 RNA 病毒,其复制、表达抗原及引起肝损害需要 HBV 的辅佐。HDV 仅有一个血清型。HDAg、抗 HD、抗 HD IgM 均为 HDV 感染标志物。

戊型肝炎病毒(HEV)是一种 RNA 病毒,至少有两个基因型。抗 HEV IgM 在发病初期产生,大多数在 3 个月内阴转。因此,阳性是近期 HEV 感染的标志。抗 HEV IgG 持续时间报道不一。如果抗 HEV IgG 滴度较高或由阴性转为阳性,或由低滴度升为高滴度,或由高滴度降至低滴度甚至阴转,均可诊断为 HEV 感染。少数戊型肝炎患者始终不产生抗 HEV IgM 和抗 HEV IgG。

【流行病学特点】

我国是病毒性肝炎的高发区。甲型肝炎人群流行率(抗 HAV 阳性者)约 80%。全世界 HBsAg 携带者约 3.5 亿,其中我国约 1.2 亿。全球 HCV 现症感染者约 1.7 亿,我国约 3000 万。丁型肝炎人群流行率约 1%,戊型肝炎约 17%。

1. 甲型肝炎 无病毒携带状态,传染源为急性期患者和隐性感染者,后者数量远较前者多。主要由粪-口途径传播。粪便污染饮用水源、食物、蔬菜、玩具等可引起流行。抗 HAV 阴性者是易感人群。在我国,大多在幼儿、儿童、青少年时期获得感染,至成人时抗 HAV IgG 的检出率达 80% 以上。甲型肝炎的流行与居住条件、卫生习惯及教育程度有密切关系。感染后可获得持久免疫。

2. 乙型肝炎 传染源主要是急、慢性乙型肝炎患者和病毒携带者。慢性患者和病毒携带者作为传染源的意义最大。传播途径主要有:①母婴传播:包括宫内感染,分娩过程传播,分娩后传播。在我国,母婴传播显得特别重要,人群中 40%~50% 的 HBV 感染者是由其传播积累而成;②血液、体液传播:血液中 HBV 含量很高,微量的污染血进入人体即可造成感染,如输血及血制品、注射、手术、拔牙、针刺、剃刀、共用牙刷、血液透析、器官移植等均可传播。虽然对供血员进行严格筛选,但不能筛出 HBsAg 阴性的 HBV 携带者。现已证实唾液、汗液、精液、阴道分泌物、乳汁等体液含有 HBV,因此,密切的生活接触、性接触等亦是获得 HBV 感染的可能途径。抗 HBs 阴性者是易感者。高危人群包括 HBsAg 阳性母亲的新生儿、HBsAg 阳性者的家属、反复输血及血制品者、血液透析患者、多个性伴侣者、静脉药瘾者、接触血液的医务工作者等。感染后或疫苗接种后出现抗 HBs 者说明有免疫力。流行特征:①有地区性差异;②有性别差异;③无明显季节性;④以散发为主;⑤有家庭聚集现象;⑥婴幼儿感染多见。

3. 丙型肝炎　传染源是急、慢性患者和无症状病毒携带者。病毒携带者有更重要的传染源意义。传播途径类似乙型肝炎。主要通过肠道外途径传播,包括输血及血制品、经破损的皮肤和黏膜(这是目前最主要的传播方式,如静脉注射毒品等)、生活密切接触、性接触传播、母婴传播。人类对 HCV 普遍易感。

4. 丁型肝炎　传染源和传播途径与乙型肝炎相似。与 HBV 以重叠感染或同时感染形式存在。人类对 HDV 普遍易感。

5. 戊型肝炎　传染源和传播途径与甲型肝炎相似,但有如下特点:暴发流行均由于粪便污染水源所致,散发多由于不洁食物或饮品所引起;隐性感染多见,显性感染主要发生于成年;原有慢性 HBV 感染者或晚期孕妇感染 HEV 后病死率高;有春冬季高峰。

【诊断依据】

1. 既往病史　半年以上的病毒性肝炎感染证据。

2. 临床表现　慢性肝炎:根据病情轻重分为三度,见表 2-1。

表 2-1　慢性肝炎的实验室检查异常程度参考指标

项目	轻	中	重
胆红素(TBil)(μmol/L)	≤正常 2 倍	>正常 2 倍~正常 5 倍	>正常 5 倍
白蛋白(A)(g/L)	≥35	35~32	≤32
A/G	≥1.4	1.4~1.0	≤1.0

3. 实验室检查

(1) 血清酶的检测:丙氨酸氨基转移酶(ALT)在肝功能检测中最为常用。急性黄疸型肝炎常明显升高;慢性肝炎可持续或反复升高;重型肝炎时因大量肝细胞坏死,ALT 随黄疸型迅速加深反而下降,出现胆-酶分离现象。ALT 升高时,天冬氨酸氨基转移酶(AST)也升高。其他血清酶类,如 ALP、γ-GT 在肝炎时亦可升高。

(2) 血清蛋白的检测:慢性肝炎及肝硬化的患者可出现白蛋白下降,球蛋白升高、A/G 比值改变。

(3) 血和尿胆红素检测:黄疸型肝炎尿胆原和尿胆红素明显增加;淤胆型肝炎时尿胆红素增加,而尿胆原减少或阴性。黄疸型肝炎时,直接和间接胆红素均升高。淤胆型肝炎则以直接胆红素升高为主。

(4) 凝血酶原活动度(PTA)检查:重症肝炎 PTA 小于 40%。PTA 愈低,预后愈差。

(5) 血氨浓度检测:肝性脑病的患者可有血氨升高。

(6) 肝炎病毒标记物检测与病原学检查。

【治疗】

1. 慢性肝炎 对症支持治疗:适当休息和营养,补充B族维生素,给予氨基酸等。对慢性肝炎重症的患者,可输注新鲜血浆,必要时给予人血清白蛋白、促进解毒功能药物、促进能量代谢药物、促进黄疸消退药物。单纯转氨酶升高者给予降转氨酶的药物。部分病例可使用免疫调节药物。

2. 乙型肝炎的抗病毒治疗 可用干扰素或口服核苷类似物治疗,有黄疸者禁忌用干扰素治疗。

3. 丙型肝炎的抗病毒治疗 丙型肝炎 HCV RNA 阳性,无失代偿性肝硬化者可联合应用干扰素和利巴韦林治疗。

诊疗常规

相对于急性肝炎,乙、丙、丁的慢性病例更普遍,对于这些患者,医疗视点集中于以下几个问题:①是否患有病毒性肝炎;②临床类型;③是否存在炎症的活动;④肝功能评价;⑤患者预后。

慢性肝炎诊疗常规:总体原则:慢性病毒性肝炎的治疗重点是抑制病毒活动复制,免疫调节、阻断肝硬化的进展,预防和监测肝脏肿瘤的发生。轻、中、重度病例明确诊断后,根据病情制定治疗随访方案。应积极倡导简练用药、长期随访的观念,以期达到改善患者转归,同时节约医疗成本的目的。慢性病毒性肝炎患者病程漫长,许多病例临床表现不典型,对这类患者的病情判断,应结合肝组织学检查和预后。

(一) 在一般对症支持治疗的基础上,有效抗病毒治疗是关键

抗病毒治疗的目的:改善临床症状和减轻肝脏组织损害,减缓或阻断慢性肝炎向肝硬化或肝癌的发展进程。

1. 一般治疗

(1) 休息:尤其是餐后,应卧床休息,以增加肝脏血流量。

(2) 饮食与营养:宜清淡、易消化。以补充维生素、糖及蛋白质为主。

2. 抗病毒治疗

治疗的最高目标(不是唯一目标):HBV DNA 阴转,肝脏病理改变恢复,病情稳定。

HBeAg/抗 HBe 的血清转换率也是抗病毒疗效的辅助指标。

目前常用的 HBV 抗病毒药物有干扰素与核苷类似物。α-干扰素和长效α-干扰素,获我国批准应用于丙肝和乙肝抗病毒治疗。

(1) 干扰素:干扰素抗病毒用于丙型病毒性肝炎和乙型病毒性肝炎以及丁型病毒性肝炎,取得良好疗效。

1) 适应证:病毒复制。肝功能异常或组织学二级以上炎症或纤维化。

2) 疗程:丙型肝炎应根据病毒分型,建议疗程3个月至12个月,丙型肝炎抗病毒时干

扰素必须联合利巴韦林以提高应答率；乙型肝炎病毒目前长效干扰素疗程不低于 1 年，丁型肝病毒主张大剂量、长疗程，干扰素治疗剂量个体化可能是临床医师需要注意的一个重点领域。

3）不良反应：上感样症状，白细胞、血小板、血红蛋白下降，但多为一过性的。脱发、干扰素相关甲状腺功能亢进或减低，抑郁。下列患者应用 INF-α 治疗预期效果较好：①感染时间较短者；②有肝炎活动史（ALT 升高）者；③病毒滴度较低者；④非垂直传播者；⑤非 HBV 前 C 基因变异者。

4）禁忌证：肝脏储备功能差：有明显肝硬化、黄疸、大量腹水或白蛋白明显减低者；有明显焦虑、抑郁等精神病倾向者（用药过程中可能加重甚至有自杀倾向）；WBC、PLT 明显减少者（$WBC<3\times10^9/L$，$PLT<50\times10^9/L$）；对本药过敏或用药后黄疸加深者（有诱发重型肝炎可能）。

5）疗效：①用药后大部分患者肝脏病理损害减轻，肝硬化发展速度减慢。②HBV DNA 和 HBeAg 的近期转阴率为 40%~60%，停药后部分患者可复发，远期疗效在 20%~40% 左右。

（2）核苷类似物：其主要作用机制是竞争性抑制 HBV DNA 多聚酶。核苷类似物是针对乙型肝炎病毒的抗病毒药物，作用于乙型肝炎病毒逆转录酶，阻断乙型肝炎病毒的复制过程。该类药物服用方便，疗效确切，副作用轻微，适合长期服用，但停药后常复发而慎重，可能引发严重后果。该类药物有：拉米夫定（贺普丁）、阿德福韦、恩替卡韦、替比夫定等。核苷类似物抗病毒的作用位点相同，无法避免耐药变异，其临床面临的问题也相近，临床医师的合理选择是发挥这类药物作用，减少耐药发生的关键。

（二）其他综合治疗

1. 免疫调节剂　分子结构、成分明确、含量确定的胸腺肽类等。
2. 保肝治疗　甘草酸类、肝细胞膜稳定剂、肝细胞膜保护剂。
3. 退黄治疗。
4. 支持治疗　优质蛋白，低脂饮食。
5. 抗纤维化。

复 习 题

一、名词解释

1. 同时感染（coinfection）
2. 重叠感染（superinfection）
3. 肝肾综合征（hepatorenal syndrome）
4. 肝性脑病（hepaticencephalopathy）
5. 血清转换（seroconversion）

二、填空题

1. 慢性肝炎可分为________、________、________。

2. 急性肝炎可分为两个类型:________和________。
3. 重型肝炎可分为 3 个类型:________、________和________。
4. 乙型肝炎病毒复制及传染性的最直接、特异和敏感的指标是________。
5. 在我国最常见的丙型肝炎病毒基因型是________。
6. 各型肝炎的基本病理改变表现为________,同时伴有不同程度的炎症细胞浸润、间质增生和________。

三、选择题

【A1 型题】

1. 在乙肝病毒标记物中对人体有保护作用的是( )
   A. 表面抗体(抗 HBs) B. 核心抗体(抗 HBe)
   C. DNA 多聚酶(DNAP) D. Dane 颗粒
   E. e 抗体(抗 HBe)
2. 在血液中代表完整的乙型肝炎病毒颗粒是( )
   A. 小球形颗粒 B. 大球形颗粒(Dane 颗粒)
   C. 丝状颗粒 D. 管状颗粒
   E. 核状颗粒
3. 最常经母婴途径传播的病毒性肝炎是( )
   A. 甲型肝炎 B. 乙型肝炎
   C. 丙型肝炎 D. 丁型肝炎
   E. 戊型肝炎
4. HBV 基因组前 C 区 1896 位发生突变,形成终止密码子,导致( )
   A. 不能产生 HBsAg B. 不能产生 HBeAg
   C. 不能产生 HBcAg D. 不能产生 HBV DNA
   E. 乙肝病毒消失
5. 丙型肝炎较典型的病理改变是( )
   A. 滤泡样细胞聚集和较明显的脂肪变性 B. 显著间质增生
   C. 肝细胞嗜酸性病变 D. 汇管区大量炎症细胞浸润
   E. 汇管区见较多的浆细胞
6. 人被乙型肝炎病毒感染后多表现为( )
   A. 慢性重型肝炎 B. 急性无黄疸型肝炎
   C. 急性黄疸型肝炎 D. 隐性感染
   E. 慢性肝炎
7. 在肝炎患者中,最能反映病情严重程度的实验室检查项目是( )
   A. 丙氨酸氨基转移酶 B. 天冬氨酸氨基转移酶
   C. 凝血酶原活动度 D. 血清胆碱酯酶
   E. γ-谷酰转肽酶
8. 下列实验室指标中,哪项对重型肝炎的诊断意义最小( )
   A. 胆红素 171μmol/L B. 凝血酶原活动度<40%

C. 血清白蛋白<32g/L
D. 丙氨酸氨基转移酶>500U/L
E. 胆碱酯酶<2500U/L

9. 关于肝性脑病,下列哪一项是正确的?( )
A. 可发生于慢性肝炎重度或肝硬化
B. 肝性脑病程度越深,病死率越高
C. 极少并发脑水肿
D. 应积极利尿、放腹水治疗,以减轻内毒素血症
E. 与支链氨基酸/芳香氨基酸比例失调,支链氨基酸增高有关

10. 下列哪一项是正确的?( )
A. 急性肝炎不需抗病毒治疗
B. 甲、乙、丙型肝炎可通过疫苗接种进行预防
C. 不同肝炎病毒引起病理改变不同
D. 血清肝纤维化的指标具有高特异性
E. 凝血酶原活动度是诊断重型肝炎最重要的指标

11. 下列哪一项是不正确的?( )
A. 乙型肝炎常可见到家庭聚集现象
B. 丙型肝炎慢性化多
C. 甲型肝炎多见于儿童
D. 乙型肝炎、丙型肝炎可重叠丁型肝炎病毒感染
E. 晚期妊娠妇女患戊型肝炎病死率高

12. 关于丙型肝炎慢性化,下列哪一项是错误的?( )
A. 超过 50% HCV 感染者转为慢性
B. 与 HCV 高度变异性有关
C. 与 HCV 对肝外的泛嗜性有关
D. 与遗传因素有关
E. 与 HCV 在血液中滴度低,免疫耐受有关

13. 关于乙型肝炎,下列哪一项是错误的?( )
A. 母婴传播是我国乙肝传播最重要的途径
B. 肝外损害主要由免疫复合物引起
C. 肝细胞病变主要取决于机体的免疫状况
D. 秋冬季节多见
E. 初次感染 HBV 的年龄越小,慢性化越高

14. 重型肝炎最重要的诊断依据是( )
A. 频繁呕吐
B. 黄疸进行性加深
C. 出现中毒性腹胀、腹水
D. 凝血酶原活动度小于 40%
E. 发热

15. 下列哪一项是干扰素治疗的禁忌证( )
A. HBV DNA>10^5copies/ml
B. ALT≥正常的 2 倍
C. 女性
D. 失代偿性肝硬化
E. 肝活检见炎症程度 3 级的慢性肝炎

16. 干扰素可以用于治疗(　　)
A. 急性乙型肝炎
B. 慢性丙型肝炎
C. 慢性乙型肝炎和慢性丙型肝炎
D. 慢性乙型肝炎
E. 急慢性丙型肝炎和慢性乙型肝炎

17. 乙型肝炎病毒感染后,最常见的临床类型是(　　)
A. 慢性重型肝炎
B. 急性无黄疸型肝炎
C. 急性黄疸型肝炎
D. 隐性感染
E. 慢性肝炎

18. 对于丙型肝炎,下列哪一项是错误的?(　　)
A. 通过输血制品而传播
B. 临床表现重,进展快
C. 引起慢性肝炎
D. 目前仍无理想的疫苗可供使用
E. 可用干扰素进行抗病毒治疗

19. 下列哪一项不是戊型肝炎的特点(　　)
A. 通过污染食物和水传播
B. 发生在妊娠妇女中病死率高
C. 需抗病毒治疗
D. 是成人急性肝炎的原因之一
E. 黄疸比甲型肝炎严重

20. 急性肝炎,下列哪一项不是常见的表现(　　)
A. 流感样症状
B. 尿黄及黄疸
C. 持续发热
D. 恶心、呕吐
E. 肝大

21. 下列哪一项不是重型肝炎的临床表现(　　)
A. 严重黄疸
B. 凝血酶原时间延长
C. 发热
D. 中毒性鼓肠及腹水
E. 肝大

22. 下列哪一项不是诊断慢性肝炎的依据(　　)
A. 病程超过半年
B. 面色晦暗、肝掌、蜘蛛痣
C. 脾大
D. 乏力、纳差、恶心
E. A/G 比值异常

23. 下列哪一项不是戊型肝炎特点(　　)
A. 通常不引起慢性肝炎
B. 发生在妊娠妇女中病死率高
C. 通过粪-口传播
D. 我国并不多见
E. 多发生成年人,黄疸较深

24. 下列哪一项不是肝病引起出血的机制(　　)
A. 凝血因子合成减少
B. 肝硬化、脾功能亢进使血小板减少
C. DIC 导致凝血因子和血小板消耗
D. 门脉高压导致食管静脉曲张破裂出血
E. 血小板功能下降

25. 早期肝病腹水的主要原因是(　　)
A. 门脉高压
B. 低蛋白血症
C. 肝淋巴液生成增多
D. 钠潴留
E. 并发自发性腹膜炎

26. 下列哪一项是正确的(　　)
A. 慢性重型肝炎必需是有明确慢性肝病史
B. 急性重型肝炎晚期才出现肝性脑病
C. 小儿肝炎多为黄疸型
D. 老年肝炎黄疸多较深,持续时间长
E. 瘀胆型肝炎病程长,故起病时类似慢性肝炎

27. 下列哪一项不是重型肝炎常见的并发症(　　)
A. 血小板减少性紫癜
B. 肝性脑病
C. 消化道大出血
D. 肝肾综合征
E. 胆道系统感染

28. 关于重型肝炎的治疗,下列哪一项是正确的?(　　)
A. 并发肝肾综合征者应尽早行血液透析治疗
B. 应给予高蛋白饮食
C. 肝移植后不会出现病毒性肝炎复发
D. 人工肝支持系统的疗效持久
E. 胆道感染首选头孢菌素类抗生素

29. 下列哪一项不符合干扰素治疗乙型肝炎的指征(　　)
A. 血清胆红素在正常上限的 2 倍
B. HBV DNA 阳性
C. HBeAg 阳性
D. ALT 在正常上限的 2~10 倍之间
E. 病理检查有活动性炎症

30. 拉米夫定治疗乙型肝炎,下列哪一项是错误的?(　　)
A. 较强的抑制 HBV 复制的作用
B. 拉米夫定耐受性良好,可以长期使用
C. 疗程至少一年
D. 出现耐药或病毒变异者应尽早停用
E. 干扰素联合治疗疗效未确定

【A2 型题】

1. 男,15 岁,学生。近 6 天来发热、疲乏、胃纳减退,恶心、呕吐 5 天,尿黄、双目黄染 2 天。体格检查发现体温 36.8℃,巩膜轻度黄染,颌下淋巴结轻度肿大。肝于肋下 1.5cm,质软,脾未及。周围血液白细胞总数为 5.7×10^9/L,分类计数 N 0.74,L 0.21。红细胞为 4.82×10^{12}/L;ALT 1500U/L,AST 1300U/L,TBil 70μmol/L,DBil 35μmol/L。本例最可能诊断是(　　)
A. 慢性病毒性肝炎
B. 急性病毒性肝炎
C. 重型肝炎
D. 肝炎后肝硬化
E. 淤胆型肝炎

2. 男,30 岁,反复乏力、纳差、尿黄 2 年,再发并频繁呕吐、黄疸、腹胀 1 周。体查:神清,精神差,皮肤巩膜深度黄染,肝掌征(+),腹部移动性浊音(+),肝、脾未扪及。实验室检查:ALT 350U/L,AST 230U/L,白蛋白 28g/L,TBil 480μmol/L,DBil 230μmol/L。最可能的临床诊断是(　　)

A. 急性黄疸型肝炎　　B. 亚急性重型肝炎
C. 失代偿期肝硬化　　D. 慢性重型肝炎
E. 慢性肝炎重度

3. 女,35 岁,无症状体检发现肝功能异常。体查:神清,皮肤巩膜无黄染,胸前有一蜘蛛痣,肝掌征(+),肝、脾未扪及。实验室检查:ALT 250U/L,AST 130U/L,白蛋白 35g/L,球蛋白 38g/L,TBil 17μmol/L。10 年前曾因感冒注射丙种球蛋白。本例最可能的临床诊断是(　　)

A. 药物性肝炎　　B. 慢性丙型肝炎
C. 自身免疫性肝炎　　D. 肝吸虫病
E. 慢性乙型肝炎

4. 男,28 岁,农民,发热、腹部不适、疲乏、恶心、胃纳减退、尿色变黄 5 天,体格检查:巩膜轻度黄染,肝肋下 1cm 可扪及,质软,无明显触痛。周围血象 RBC 4.2×10^{12}/L,WBC 8.5×10^{9}/L,Hb 145g/L,血清丙氨酸氨基转移酶 860U/L,总胆红素 58μmol/L。本例的诊断最可能是(　　)

A. 急性食物中毒　　B. 钩体病
C. 急性血管内溶血　　D. 病毒性肝炎
E. 败血症

5. 男,7 岁,学生,近 4 天来发热、头痛、头晕、疲乏、胃纳减退,时觉恶心,尿色黄如浓茶。体格检查:体温 38.8℃,面色潮红,结膜稍充血,巩膜微黄,颌下淋巴结轻度肿大。腹软,无压痛,肝于肋下 1.5cm 可触及,质软,无触痛。白细胞总数为 8.7×10^{9}/L,分类计数 N 0.74,L 0.21,E 0.03,M 0.02。红细胞为 4.82×10^{12}/L。对明确诊断有较大意义的实验室检查是(　　)

A. 肥达反应　　B. 外-斐反应
C. 肝功能检查　　D. 肝炎病毒标记物检查
E. 肝 B 超检查

【B 型题】

1. A. 发热、腰痛、贫血、网织红细胞增多
B. 皮肤瘙痒、白陶土样大便、肝内外胆管扩张
C. 消化道症状、黄疸、直接及间接胆红素均升高
D. 青少年多见,长期轻至中度黄疸
E. 发热、出血、蛋白尿

(1) 肝细胞性黄疸(　　)
(2) 肝外梗阻性黄疸(　　)
(3) 溶血性黄疸(　　)

(4) 先天性黄疸(　　)

2. A. 病毒性肝炎　　B. 酒精性肝病
C. 药物性肝损害　　D. 脂肪肝
E. 自身免疫性肝炎

(1) 长期大量饮酒史,GGT 升高(　　)
(2) 发病前有使用抗结核病药物史(　　)
(3) 血中三酰甘油增高,B 超见肝内光点回声减弱(　　)
(4) 消化道症状,肝功能异常,肝炎标志物阳性(　　)

3. A. 甲型肝炎病毒　　B. 乙型肝炎病毒
C. 丙型肝炎病毒　　D. 丁型肝炎病毒
E. 戊型肝炎病毒

(1) 血液中哪种肝炎病毒刺激机体产生的特异性 IgG 较易消失(　　)
(2) 基因组为 DNA 的肝炎病毒是(　　)
(3) 哪种肝炎病毒所致的急性肝炎最易转为慢性(　　)

4. A. HBsAg　　B. HBeAg
C. 抗 HBs　　D. 抗 HBe
E. 抗 HBc

(1) 急性乙型肝炎血清中最迟出现的标志物是(　　)
(2) 与乙肝疫苗成分一致的是(　　)
(3) 哪一个标记物阳性是抗病毒治疗的较好指征(　　)

四、问答题

1. 试述 HBV DNA 定量检测的临床意义。
2. 试述慢性病毒性肝炎的肝组织病理学改变及其对抗病毒治疗效果的预测意义。

参 考 答 案

一、名词解释

1. 两种病原体同时感染一个机体。如 HBV 的感染与 HDV 感染同时发生。
2. 两种病原体的感染相继发生。如 HBV 的感染基础上再出现另一种病原体的感染,如重叠 HCV、HDV、HEV 或 HAV 的感染。重叠感染常可使病情加重。
3. 在重型肝炎或肝硬化时,由于内毒素血症、肾血管收缩、肾缺血、前列腺素 E_2减少、有效血容量下降等因素导致肾小球滤过率和肾血流量降低,从而引起的急性肾功能不全。多为功能性的急性肾功能不全。
4. 由于肝功能严重损害而导致中枢神经系统功能障碍,出现意识障碍、扑翼样震颤、昏睡或昏迷等的临床表现。
5. HBeAg 消失而抗 HBe 产生称为 e 系统血清转换。
HBsAg 消失而抗 HBs 产生称为 s 系统血清转换。

二、填空题

1. 轻度 中度 重度
2. 黄疸型 无黄疸型
3. 急性重型肝炎 亚急性重型肝炎 慢性重型肝炎
4. HBV DNA
5. Ⅰ型
6. 肝细胞变性坏死 肝细胞再生

三、选择题

【A1 型题】

1. A 2. B 3. B 4. B 5. B 6. D 7. C 8. C 9. B 10. E 11. D 12. D 13. D 14. D 15. D 16. C 17. D 18. B 19. C 20. C 21. C 22. D 23. D 24. E 25. D 26. D 27. A 28. A 29. A 30. D

【A2 型题】

1. B 2. E 3. B 4. D 5. D

【B 型题】

1. (1)C (2)B (3)A (4)D
2. (1)B (2)C (3)D (4)A
3. (1)E (2)B (3)C
4. (1)C (2)A (3)B

四、问答题

1. 答题要点

(1) HBV DNA 定量检测对于判断病毒复制程度,传染性大小,抗病毒药物疗效等有重要意义。

(2) 诊断方面:①HBV DNA 是 HBV 存在最直接的依据;②HBV DNA 是 HBV 复制的标志;③HBV DNA是患者具有传染性的标志;④对血清学标志起补充诊断作用:HBeAg(-)/抗 HBe(+)乙型肝炎(前 C 区变异);HBsAg(-)乙型肝炎(S 区变异);低水平感染,如单项抗 HBe(+)乙型肝炎。

(3) 治疗方面:①作为用药指征,HBV DNA 是决定是否用抗病毒药的重要因素;②用于疗效预测,一般情况下,HBV DNA 低水平(载量)的患者,抗病毒药的疗效较好;③用于疗效评估,HBV DNA 是目前判断乙肝抗病毒药物疗效最敏感的指标。

2. 答题要点

(1) 基本病变:肝细胞变性:气球样变和嗜酸性变。肝细胞坏死:点状坏死、灶状坏死、碎屑状坏死、桥接坏死、融合坏死。炎症细胞浸润。纤维化。

(2) 慢性肝炎分级(G)、分期(S)标准

炎症活动度(G)			纤维化程度(S)	
级	汇管区及周围	小叶内	期	纤维化程度
0	无炎症	无炎症	0	无
1	汇管区炎症	变性及少数点状坏死灶	1	汇管区扩大,纤维化
2	轻度碎屑状坏死	小叶内点、灶状坏死或嗜酸性小体	2	汇管区周围纤维化,纤维间隔形成,小叶结构完整
3	中度碎屑状坏死	小叶内融合坏死或见桥形坏死	3	小叶结构紊乱,无肝硬变
4	重度碎屑状坏死	桥形坏死范围广,累及多个小叶,小叶结构失常(多小叶坏死)	4	早期肝硬化或肯定的肝硬化

(3) 预测意义:G2S2(第二级第二期)抗病毒治疗效果较好;低于 G2S2 效果欠佳。

(何方平)

第三节 重型肝炎

病例 2-7

患者,男性,23 岁,汉族。发热伴恶心、呕吐、尿黄 3 日,神志不清半日。

患者于 3 天前无明显诱因出现发热,伴头疼及全身不适,食欲明显下降,厌油,恶心、呕吐,尿黄如浓茶色,今晨起家人发现患者胡言乱语,行为异常而送往医院。既往无肝炎病史,发病前无饮酒史及用药史。

体格检查:T 36℃,P 78 次/分,R 19 次/分,BP 120/80mmHg。神志不清,躁动不安,检查不合作。无慢性肝病面容,无肝掌,无蜘蛛痣。巩膜、皮肤明显黄染,心肺未见异常。腹平软,肝浊音界仅 1 个肋间,肋下未及。脾脏肋下未及。移动性浊音阴性。颈软,克氏征阴性,巴宾斯基征阴性。

肝功能: ALT 650U/L,AST 320U/L,TBil 100μmol/L。

问题

1. 该病例的诊断是什么?
2. 诊断依据有哪些?
3. 进一步确诊需要做哪些检查?
4. 主要的鉴别诊断。
5. 治疗方案和措施。
6. 预后如何?
7. 主要预防措施。

参考答案和提示

1. 诊断 病毒性肝炎,急性重型,病原学待定。

2. 诊断依据

(1) 既往无肝炎病史,无用药史及饮酒史。

(2) 起病急,以感冒样症状起病,伴消化道症状和黄疸,迅速出现意识障碍。

(3) 体格检查:神志不清,皮肤巩膜黄染,肝浊音界缩小。无慢性肝病体征。

(4) 肝功明显损害:ALT 650U/L,AST 320U/L,TBil 100μmol/L。

3. 进一步需要做的检查 血、尿、便常规,生化全项,凝血功能检测,肝炎病毒血清学标记,血氨,血型,B 超等。

4. 主要的鉴别诊断

(1) 流行性乙型脑炎:有严格的季节性,夏秋季易发病,以蚊子为传播媒介,感染乙脑病毒的猪为主要传染源。临床表现为高热、剧烈头痛、意识障碍,严重者可有昏迷和呼吸衰竭。常不伴有肝脏损害。查体常有神经反射异常,病理反射阳性,也可出现脑膜刺激征。脑脊液异常。特异性 IgM 抗体阳性是确诊的重要依据。

(2) 钩端螺旋体病:是由致病性钩端螺旋体引起的急性传染病,鼠和猪为主要传染源。临床特点是发热、全身酸痛乏力、结膜充血、腓肠肌压痛及浅表淋巴结肿大。部分病例可伴有肺、肝、脑膜或肾脏等脏器损害。多在雨季、夏秋季发病,青壮年、农民、渔民及下水道工人等高发。通过收割水稻,接触洪水,下河摸鱼等途径感染。病原学和血清学检查为确诊本病的依据。脑膜炎型可有脑脊液的异常。黄疸出血型可伴有黄疸,肝脾肿大,肝功能异常。

5. 治疗方案和措施

(1) 绝对卧床休息,避免任何损肝因素。保证足够热量,限制蛋白饮食。口腔护理,防止继发感染,保持水电解质平衡。

(2) 促肝细胞生长素:100~200mg/d,减少肝细胞坏死,促进肝细胞再生。

(3) 肾上腺皮质激素,波尼松龙 40mg/d,3~5 天,可抑制强烈的免疫损伤,阻断病情的发展。

(4) 甘草酸素:如甘利欣、美能等,有类似肾上腺皮质激素的非特异性消炎作用。

(5) α_1 胸腺素:1.6mg/d,可调节细胞免疫功能,有助于清除病毒并预防继发感染。

(6) 新鲜血浆:新鲜血浆中含有各种人体必需物质,包括补体、调理素等免疫活性物质,各种凝血因子及蛋白质等,有利于肝细胞的恢复及出血的防治。

(7) 肝性脑病的治疗:禁食及限制饮食中的蛋白质,可鼻饲少量糖水、果汁、米汤等;鼻饲乳果糖,30~50ml/每次,每日 3 次,也可保留灌肠,以酸化肠道,减少氨的吸收;静脉滴注支链氨基酸 250~750ml/d,以调整血浆氨基酸平衡;静脉输注门冬氨基鸟氨酸,10~30g/d,以促进鸟氨酸循环,利于氨的排出,同时促进三羧酸循环,增加能量供应;如果合并脑水肿,可使用脱水剂:20% 甘露醇 250ml 静脉推注,每 4~6 小时一次;可应用分子吸附再循环系统(MARS 人工肝)治疗,以清除毒素,降低血氨。

(8) 改善微循环的药物:可选用前列腺素、丹参制剂等,有利于改善肝脏微循环,增加肾脏血流量。

(9) 分子吸附再循环系统(MARS 人工肝)治疗:可以暂时替代病变的肝脏,有利于毒素的清除,为过渡肝移植创造时机。

(10) 肝移植:是治疗重型肝炎合理的选择。

(11) 抗病毒治疗:如果是由乙型肝炎病毒感染引起,可应用核苷类似物,如恩替卡韦、拉米夫定、替比夫定、阿德福韦等,能够迅速抑制 HBV 复制,减轻肝脏炎症。

6. 预后:差,病死率高。常见的死亡原因为脑水肿、脑疝、肝肾综合征等。

7. 主要的预防措施:注意饮食卫生,避免不洁注射,慎用血液制品,可以进行预防接种(甲型肝炎疫苗,乙型肝炎疫苗)。

病例 2-8

患者,女性,28 岁,汉族,妊娠 7 个月,呕吐 1 周,阴道流血伴意识障碍半天。患者停经 7 个月,早孕反应不明显。仍在坚持工作。近 1 周突然出现全身不适,食欲下降,腹胀,恶心,频繁呕吐,呕吐物为胃内容物。以为妊娠反应,未去就诊,继续上班。今晨家人发现患者昏睡不醒,呼之不应伴阴道流血,立即送往医院。体格检查:T 36.5℃,P 80 次/分,R 20 次/分,BP 120/80mmHg。深昏迷状,球结膜明显水肿,双侧瞳孔等大,对光反应存在。皮肤巩膜中度黄染,心肺未闻及异常。肝脏浊音界在右锁骨中线第 2 肋间。脾脏肋下未及。移动性浊音阴性。踝阵挛阳性,巴宾斯基征阴性。肝功能:TBil 95μmol/L,ALT 1200U/L,白蛋白 32g/L,PTA 35%,抗 HEV 阳性。诊断:病毒性肝炎,急性重型,戊型,先兆流产。入院后给予清宫,止血,抗肝性脑病,保肝,支持治疗,但阴道流血不止,昏迷加深,2 天后抢救无效因脑水肿、脑疝死亡。

临床思维:患者系孕妇,既往无肝炎病史,本次起病急,消化道症状重,伴有黄疸,似"急性黄疸型肝炎"。但病情迅速恶化,阴道流血,意识障碍。查体可见患者呈昏迷状,皮肤巩膜黄染,肝脏浊音界缩小。肝功明显损害,结合抗 HEV 阳性,PTA 35%,起病到死亡在 15 天以内,故诊断为:急性重型肝炎。重型肝炎常有诱因如劳累、饮酒、妊娠等,该例患者在妊娠期间感染 HEV,再加上未休息和及时治疗,致病情恶化。妊娠合并急性戊型肝炎,易重症化,易导致流产、死胎。早期诊断意义重大。治疗上积极输血、新鲜血浆,防止出血,并抗肝性脑病,有条件者可采用 MARS 人工肝支持治疗。

问题

1. 急性重型肝炎的诊断要点是什么?
2. 急性重型肝炎最常见的并发症是什么?
3. 急性重型肝炎的治疗原则是什么?

参考答案和提示

1. 诊断要点　急性重型肝炎又称"暴发型肝炎"或"急性肝衰竭",是由于多种原因导致肝组织大块坏死所致,肝脏功能急速恶化,病死率极高。诊断要点:以急性黄疸型肝炎起病,病程在 15 天以内出现肝衰竭。

2. 常见并发症　①肝昏迷:是诊断的必备条件。多数患者发病后表现为性格改变、行为异常、多语、答非所问、躁狂。随后进入昏迷状态,表现为意识不清,呼之不应,对疼痛刺激无反应。若出现为头痛、恶心、呕吐、球结膜水肿、全身肌张力增高、伸肌强直、阵发性痉挛等,可能已出现脑水肿。若并发脑疝,可突然出现瞳孔不等大或忽大忽小、眼球固定血压下降或呼吸停止而死亡。②严重的全身中毒症状:起病后迅速出现高度乏力、高度厌食、高度腹胀、频繁恶心、呕吐等症状。③黄疸迅速加深:每天血清胆红素上升大于17.1μmol/L,短时间内出现明显的皮肤巩膜黄染。④出血倾向:早期可见皮肤瘀点及瘀斑,特别是注射部位及静脉穿刺部位,口腔及牙龈出血也常见。晚期可出现呕血及便血,妊娠妇女易出现阴道流血,导致流产、死胎。⑤肝脏绝对浊音界缩小。另外,还可出现高热、低血糖、腹水、顽固性低血压和休克、肾功能衰竭、急性肺水肿与呼吸衰竭以及弥散性血管内凝血(DIC)等。急性重型肝炎的病死率高达70%~90%。

3. 治疗原则 应重视早期诊断,及时治疗。治疗原则以综合支持治疗及抗肝性脑病治疗为主。

病例 2-9

患者,男性,35岁,汉族。乏力,纳差,进行性黄疸1个月伴腹胀1周。患者既往无肝炎病史。1个月前无明显诱因出现发热,头疼,肌肉酸痛,自服感冒药后体温正常,但感乏力明显,恶心、呕吐3~4次/天,不能进食,尿黄如茶色,渐发现皮肤黄染并进行性加重,在当地医院给予保肝退黄治疗,效果不佳。近1周出现腹胀,双下肢浮肿,尿少。为进一步治疗转入我院。

体格检查:T 36.5℃,P 85次/分,R 22次/分,BP 100/75mmHg。神志清,精神差,皮肤巩膜重度黄染,四肢可见散在出血点。心肺未见异常。腹膨隆,肝脾肋下未及。移动性浊音阳性,双下肢轻度浮肿。

肝功能:ALT 250U/L,AST 420U/L,TBil 350μmol/L,白蛋白25g/L。

问题

1. 该病例的诊断是什么?
2. 诊断依据有哪些?
3. 进一步确诊需要做哪些检查?
4. 主要的鉴别诊断。
5. 治疗方案和治疗措施,治疗依据。
6. 预后如何?
7. 主要预防措施。

参考答案和提示

1. 诊断 病毒性肝炎,亚急性重型肝炎,病原学待定。

2. 诊断依据

(1)既往无肝炎病史。

(2) 起病急,以急性黄疸型肝炎的方式起病,病程在 15 天到 24 周之间。

(3) 临床表现:乏力,恶心、呕吐,皮肤巩膜重度黄染,伴有出血点,腹水征阳性,双下肢浮肿。

(4) 肝功明显损害,总胆红素大于 171μmol/L。

3. 进一步需要做的检查:肾功能,电解质,PTA,腹水常规,生化及培养,肝炎病毒血清学标记,AFP,B 超等。

4. 主要的鉴别诊断

(1) 急性黄疸型肝炎:病程有明显的阶段性,前驱期多以感冒样症状起病,伴乏力,纳差,恶心、呕吐,黄疸期以尿黄,皮肤黄染为突出表现,而消化道症状有缓解趋势,恢复期黄疸逐渐消退,症状消失。黄疸多为轻、中度,无腹水、下肢浮肿,也无出血倾向,肝功损害以 ALT、AST 升高明显。

(2) 淤胆型肝炎:起病类似急性黄疸型肝炎,但自觉症状常较轻,皮肤瘙痒,大便灰白,常有明显肝脏肿大,肝功能检查血清胆红素明显升高,以直接胆红素为主,凝血酶原活动度>40%,血清胆汁酸、γ 谷氨酰转肽酶、碱性磷酸酶、胆固醇水平可明显升高,黄疸持续 3 周以上,并除外其他原因引起的肝内外梗阻性黄疸者,可诊断为淤胆型肝炎。一般预后较好。

5. 治疗方案和措施

(1) 绝对卧床休息,避免任何损肝因素。保证足够热量,清淡易消化饮食。口腔护理,防止继发感染,保持水电解质平衡。

(2) 促肝细胞生长素:100~200mg/d,减少肝细胞坏死,促进肝细胞再生。

(3) 甘草酸素:如甘利欣、美能等,有类似肾上腺皮质激素的非特异性消炎作用。

(4) α_1 胸腺素:1.6mg/d,可调节细胞免疫功能。

(5) 新鲜血浆和白蛋白:有助于补充各种凝血因子及蛋白质,提高血清白蛋白水平。

(6) 腹水的治疗:控制液体量在 1500ml/d 以内,应用利尿剂:螺内酯(安体舒通)(100~400mg/d)联合呋塞米(40~160mg/d)。腹水化验如果提示原发性腹膜炎,首选第三代头孢菌素抗感染治疗,疗程 2~3 周。

(7) 分子吸附再循环系统(MARS 人工肝)治疗:可以暂时替代病变的肝脏,有利于毒素的清除,为过渡肝移植创造时机。

(8) 肝移植:是治疗重型肝炎合理的选择。

(9) 抗病毒治疗:如果是由乙型肝炎病毒感染引起,可用核苷类似物,如恩替卡韦 0.5mg/d,能够迅速抑制 HBV 复制,减轻肝脏炎症。

6. 预后 差,病死率高。常见的死亡原因为感染、肝肾综合征、消化道出血、肝性脑病等。

7. 主要的预防措施 注意饮食卫生,避免不洁注射,慎用血液制品,可以进行疫苗接种(甲型肝炎疫苗,乙型肝炎疫苗)。发病后注意休息,及时诊断和治疗。

病例 2-10

患者,女性,60 岁,汉族。乏力,纳差 1 个月,伴皮肤黄染 2 周,尿少 3 天。

患者既往否认肝炎病史。1 个月前在外旅游,途中感冒后出现乏力,纳差,恶心,厌油,尿黄如茶色,认为是旅途劳累引起,未引起重视。近 2 周症状加重,每天呕吐 2~3 次,为胃内容物,伴皮肤黄染,查肝功明显异常,3 天来腹胀、尿少。体格检查:T 36.5℃,P 85 次/分,R 21 次/分,BP 100/75mmHg。精神差、神志清,无肝掌及蜘蛛痣,皮肤巩膜,重度黄染,肝、脾肋下未及。移动性浊音阳性,双下肢轻度浮肿。扑翼样震颤阴性。化验:肝功能:TBil 390μmol/L,ALT 85U/L,白蛋白 25g/L,PTA 30%,抗 HAV IgM 阳性。诊断:亚急性重型肝炎,给予综合治疗及 MARS 人工肝治疗,1 周后出现肝性脑病,抢救无效而死亡。

分析

患者既往无肝炎病史,本次以"急性黄疸型肝炎"的方式起病,感冒后出现乏力,纳差,尿黄等非特异性肝炎症状,结合抗 HAV IgM 阳性,支持"急性黄疸型肝炎"的诊断。但起病后,仍在外旅游,有劳累的因素,并未及时就诊,致诊治延误,病情迅速发展为重型肝炎。表现为严重的消化道症状,出现腹水、肝性脑病,PTA<40%,总胆红素>171μmol/L。由于病程在 15 天到 24 周之间,故临床诊断为:亚急性重型肝炎。该例患者系老年人,老年性肝炎的特点,易重症化,因此对于老年病毒性肝炎患者应高度重视,积极治疗。

问题

1. 亚急性重型肝炎的诊断要点是什么?
2. 亚急性重型肝炎的治疗原则是什么?

参考答案和提示

1. 诊断要点 亚急性重型肝炎是由于多种原因导致肝组织大块坏死同时伴有肝细胞再生,临床出现肝功能衰竭的表现。诊断要点:以急性黄疸型肝炎起病,病程在 15 天到 24 周之间。其临床表现主要有:①极度乏力。②严重的消化道症状;恶心、呕吐、高度腹胀。③黄疸迅速加深,血清胆红素大于 171.1μmol/L。④出血倾向:早期可见皮肤瘀点及瘀斑,特别是注射部位及静脉穿刺部位,口腔及牙龈出血也常见。晚期可出现呕血及黑便。⑤腹水。⑥出现多种并发症;肝性脑病、肝肾综合征、感染、上消化道出血、电解质紊乱等。⑦PTA<40%。临床上又分为脑病型和腹水型。

2. 治疗原则 治疗原则以综合治疗及防治各种并发症为主。

病例 2-11

患者,男性,46 岁,汉族。乙肝病史 15 年,反复乏力,纳差 5 年,加重伴皮肤黄染 2 周,呕血半天。

患者于 15 年前体检发现乙肝表面抗原阳性,当时无自觉症状,肝功正常,未经诊治。近 5 年反复出现乏力,纳差,腹胀,肝功异常,间断保肝治疗。2 周前感冒后症状再次出现,伴尿黄,皮肤黄染,恶心呕吐,晨起呕出咖啡色胃内容物500ml,急诊入院。体格检查:T 36.5℃,P 85次/分,R 21次/分,BP 90/60mmHg。神志清,精神差,慢肝病容,贫血貌。可见肝掌及蜘蛛痣,皮肤黏膜重度黄染,腹部隆起,肝脏肋下未及,脾脏肋下4cm可及,质硬,移动性浊音阳性,双下肢中度浮肿。辅助检查:肝功能:TBil 320μmol/L,ALT 100U/L,白蛋白18g/L,B超:肝硬化、腹水。

问题

1. 该病例的诊断是什么?
2. 诊断依据有哪些?
3. 进一步确诊需要做哪些检查?
4. 主要的鉴别诊断。
5. 治疗方案和治疗措施,治疗依据。
6. 预后如何?
7. 主要预防措施。

参考答案和提示

1. 诊断　慢性重型肝炎,上消化道出血(急性胃黏膜出血)。

2. 诊断依据

1) 有慢性乙肝病史15年。

2) 反复乏力,纳差伴肝功异常5年,2周前感冒后症状加重伴黄疸,呕血。

3) 体格检查:慢肝病容,贫血貌,有肝掌及蜘蛛痣,重度黄染,脾大,腹水征阳性,下肢浮肿。

4) 辅助检查:肝功损害明显,重度黄疸及低白蛋白血症,B超提示肝硬化,腹水。

3. 需进一步检查　三大常规,PTA,生化全项,定血型,肝炎病毒血清学标记,HBV DNA。

4. 鉴别诊断

(1) 肝硬化的鉴别

1) 酒精性肝硬化:有长期大量饮酒史,临床表现为乏力,纳差,腹胀,可伴有黄疸,肝、脾肿大。病毒性肝炎血清学标记为阴性。肝功损害以AST、γ-GT升高明显,ALB明显降低。B超提示肝硬化。肝组织病理有特征性改变。

2) 原发性胆汁性肝硬化:中年女性多见,进展隐匿,临床表现为乏力,纳差,黄疸,部分患者伴有口干,皮肤瘙痒,关节疼等肝外表现。肝功损害以γ-GT、AKP异常升高为主,自身抗体检测AMA、AMA-M2阳性为确认的依据。肝脏病理学检查可见以小胆管损伤为主的特征性改变。

(2) 上消化道出血的鉴别

1) 消化性溃疡出血:多有胃溃疡或十二指肠球部溃疡病史,临床表现为呕血及黑便,胃镜检查是确诊的依据。

2) 食管胃底静脉曲张破裂出血:有肝硬化病史,多于进食不当后诱发,出血量多,呕血多为鲜红色,同时伴有黑便,严重者出现血压下降,胃镜检查是确诊的依据。

5. 治疗方案

(1) 绝对卧床休息,避免任何损肝因素。保证足够热量,禁食。口腔护理,防止继发感染,保持水电解质平衡。

(2) 促肝细胞生长素:100~200mg/d,减少肝细胞坏死,促进肝细胞再生。

(3) 甘草酸素:如甘利欣、美能等,有类似肾上腺皮质激素的非特异性消炎作用。

(4) α_1 胸腺素:1.6mg/d,可调节细胞免疫功能,有助于清除病毒并预防继发感染。

(5) 新鲜血浆或白蛋白:新鲜血浆中含有各种人体必需物质,包括补体、调理素等免疫活性物质,各种凝血因子及蛋白质等,有利于肝细胞的恢复及出血的防治。白蛋白有助于提高血浆胶体渗透压。

(6) 消化道出血的治疗:禁食水,监测血压、脉搏等生命体征。给予质子泵抑制剂奥美拉唑,40mg/每次,每日 2 次静脉滴注,止血药物如维生素 K_1,酚磺乙胺,凝血酶等,补充新鲜血浆。

(7) 预防肝性脑病的治疗:清洁灌肠,乳果糖灌肠,给予支链氨基酸制剂 250ml/d。

(8) 改善微循环的药物:可选用前列腺素、丹参制剂等,有利于改善肝脏微循环,增加肾脏血流量。

(9) 分子吸附再循环系统(MARS 人工肝)治疗:可以暂时替代病变的肝脏,有利于毒素的清除,为过渡肝移植创造时机。

(10) 肝移植:是治疗重型肝炎合理的选择。

(11) 抗病毒治疗:可应用核苷类似物,如恩替卡韦 0.5mg/d,能够迅速抑制 HBV 复制,减轻肝脏炎症。

6. 预后 差,病死率高。常见的死亡原因为感染、肝肾综合征、消化道出血、肝性脑病等。

7. 主要的预防措施 注意饮食卫生,避免不洁注射,慎用血液制品,可以进行疫苗接种(甲型肝炎疫苗,乙型肝炎疫苗)。有慢性乙肝病史,应及早抗病毒治疗,防治肝硬化。

病例 2-12

患者,男性,48 岁,汉族。乙肝病史 20 年,反复腹胀 3 年加重伴皮肤黄染 1 个月。患者 20 年前体检发现乙肝表面抗原阳性,当时无自觉症状,肝功正常,未行诊治。近 3 年反复出现腹胀,下肢浮肿,B 超诊断为肝硬化、腹水。1 个月前劳累后再次出现腹胀,皮肤进行性黄染而入院。体格检查:T 36.2℃,P 85 次/分,R 21 次/分,BP 90/60mmHg。神志清,精神差,面色灰暗,皮肤巩膜重度黄染,可见肝掌及蜘蛛痣。心肺未闻及异常。腹部膨隆,肝肋下未及,脾肋下 3cm,质硬。移动性浊音阳性,双下肢中度浮肿。化验:肝功能:TBil 420μmol/L,ALT 250U/L,白蛋白 20g/L,乙肝检查:HBsAg(+),抗 HBc(+),HBV DNA 2.54×10^6copies/ml,PTA 32%,B 超:肝硬化。入院后诊断为慢性重型肝炎,按重型肝炎原则给予综合治疗,并用恩替卡韦 0.5 mg/d 抗病毒治疗,1 个月后胆红素渐下降,病情趋于平稳。

分析

患者有慢性乙肝病史20年,确诊肝硬化3年,在此基础上因劳累病情向重型演变,诊断为慢性重型肝炎。其依据是:有肝硬化病史,重度黄疸,PTA<40%,出现腹水。患者HBeAg阴性,HBV DNA阳性,故考虑病毒复制及病毒变异也是此次病情重症化的因素。因此在治疗上抗病毒治疗是重要的措施之一,首选作用迅速、强效的恩替卡韦。对于慢性肝炎患者,应重视抗病毒治疗,尤其对肝硬化患者,早期抗病毒治疗有助于防止病情恶化。

问题

1. 慢性重型肝炎的诊断要点是什么?
2. 慢性重型肝炎的治疗原则是什么?

参考答案和提示

1. 诊断要点　慢性重型肝炎是在慢性活动性肝炎或肝硬化基础上,由于各种诱因导致肝组织大面积坏死,临床出现肝功能衰竭的表现。诊断要点:在慢性肝炎或肝硬化基础上出现重型肝炎的临床表现。其临床表现主要有:①极度乏力。②严重的消化道症状;恶心、呕吐、高度腹胀。③黄疸迅速加深,血清胆红素大于171.1μmol/L。④出血倾向:早期可见皮肤瘀点及瘀斑,特别是注射部位及静脉穿刺部位,口腔及牙龈出血也常见。晚期可出现呕血及黑便。⑤腹水。⑥出现多种并发症:肝性脑病、肝肾综合征、感染、上消化道出血、电解质紊乱等。⑦PTA<40%。根据其临床表现分为早、中、晚三期:①早期:凝血酶原活动度30%~40%,未发生明显的肝性脑病,亦未出现腹水。②中期:凝血酶原活动度20%~30%。有Ⅱ度肝性脑病或明显腹水、出血倾向。③晚期:凝血酶原活动度≤20%。有难治性并发症如肝肾综合征、消化道大出血、严重出血倾向、严重感染、难以纠正的电解质紊乱或Ⅱ度以上肝性脑病、脑水肿。

2. 治疗原则　治疗原则以综合治疗及防治各种并发症为主。

诊疗常规

(一)急性重型肝炎的诊疗常规

诊断要点:

1. 以急性黄疸型肝炎起病,病程在15天以内出现肝衰竭的表现。
2. 迅速出现严重的消化道症状如频繁呕吐,高度腹胀(中毒性鼓肠),极度乏力。
3. 黄疸迅速加深,每天血清胆红素上升大于17.1μmmol/L。
4. 早期出现意识障碍。
5. 肝脏浊音界进行性缩小。
6. 有出血倾向,如皮肤瘀点及瘀斑,消化道、阴道出血等表现。
7. 常出现并发症,如肝肾综合征、脑水肿、脑疝、电解质紊乱、感染等。
8. PTA<40%,胆红素升高,转氨酶下降(胆-酶分离)。

急性重型肝炎病情凶险,病死率高,强调早期诊断,早期治疗。

（二）亚急性重型肝炎的诊疗常规

诊断要点：

1. 以急性黄疸型肝炎起病，病程在15天至6个月内出现肝衰竭的表现。

2. 其他表现同急性重型肝炎。

3. 易出现腹水，常合并有并发症，如肝性脑病、肝肾综合征、感染、上消化道出血、电解质紊乱等。

（三）慢性重型肝炎的诊疗常规

诊断要点：

1. 在慢性肝炎或肝硬化基础上，由于各种诱因出现重型肝炎的临床表现。

2. 临床表现同急性重型肝炎。

3. 常合并多种并发症：肝性脑病、肝肾综合征、感染、上消化道出血、电解质紊乱等并发症。

（四）治疗原则

去除诱因、保护残存肝细胞功能、促进肝细胞再生和防治并发症。

对重型肝炎以综合支持治疗为主，积极防止各种并发症。

（五）治疗方案

1. 一般治疗和护理　绝对卧床休息，避免任何损肝因素，保证足够热量，禁食。口腔护理，防止继发感染，保持水电解质平衡。

2. 促肝细胞再生　促肝细胞生长素100～200mg/d，减少肝细胞坏死，促进肝细胞再生。

3. 支持治疗　输注新鲜血浆或白蛋白，新鲜血浆中含有各种人体必需物质，包括补体、调理素等免疫活性物质，各种凝血因子及蛋白质等，有利于肝细胞的恢复及出血的防治。白蛋白有助于提高血浆胶体渗透压。

4. 免疫调节　α_1胸腺素1.6mg/d，可调节细胞免疫功能，有助于清除病毒并预防继发感染。

5. 改善微循环　药物可选用前列腺素、丹参制剂等，有利于改善肝脏微循环，增加肾脏血流量。

6. 并发症的治疗

（1）肝性脑病的治疗：①禁食及限制蛋白摄入；乳果糖鼻饲30～50ml，每日3次，乳果糖灌肠，酸化肠道。②支链氨基酸制剂250～750ml/d，以调整血浆氨基酸平衡；③静脉输注门冬氨基鸟氨酸，10～30g/d，以促进鸟氨酸循环，利于氨的排出，同时促进三羧酸循环，增加能量供应；④如果合并脑水肿，可使用脱水剂：20%甘露醇250ml静脉推注，每4～6小时一次；⑤可应用人工肝及分子吸附再循环系统（MARS人工肝）治疗，以清除毒素，降低血氨。

（2）消化道出血的治疗：禁食水，监测血压，脉搏等生命体征。给予质子泵抑制剂奥美拉唑40mg，每日2次静脉滴注，止血药物如维生素K_1、酚磺乙胺、凝血酶等，补充新鲜血浆。

(3) 肾功能衰竭:按肾衰原则处理。增加肾血流和利尿措施。

(4) 电解质紊乱:以低钾和低钠多见,注意补钾,必要时补钠盐。

(5) 控制感染:一旦怀疑感染,用高效、广谱的抗菌药物治疗如第三代头孢菌素和第三代喹诺酮类抗菌药物,或联合用药。

7. 人工肝及分子吸附再循环系统(MARS 人工肝)治疗　可以暂时替代病变的肝脏,有利于毒素的清除,为过渡肝移植创造时机。

8. 肝移植　是治疗重型肝炎合理的选择。

9. 抗病毒治疗　对 HBV 引起的慢性重型肝炎,应当尽早应用核苷类抗病毒药物治疗,可用拉米夫定、阿德福韦、替比夫定、恩替卡韦等能够迅速抑制 HBV 复制,减轻肝脏炎症,有利于肝病恢复。

复　习　题

一、名词解释

1. 肝肾综合征
2. 肝肺综合征
3. 肝性脑病
4. 自发性细菌性腹膜炎

二、填空题

1. 重型肝炎在病理上分为三型:________、________ 和________ 。
2. 肝性脑病的发生机制主要有以下几种学说:________、________、________、________。
3. 肝硬化和重型肝炎时,________是早期腹水产生的主要原因。
4. 以急性黄疸型肝炎起病,________内迅速出现重型肝炎表现者,可诊断为急性重型肝炎。
5. 以急性黄疸型肝炎起病________天至________周出现重型肝炎表现者可诊断为亚急性重型肝炎。
6. 在________基础上或________基础上出现重型肝炎表现者,可诊断为慢性重型肝炎。
7. 在急性重型肝炎,肝脏浊音界进行性________。
8. 重型肝炎患者最常见的出血部位是________、________。
9. 慢性重型肝炎患者出现少尿,最可能的并发症是________。
10. 肝性脑病患者不宜________蛋白饮食。

三、选择题

1. 急性重型肝炎病理特征是(　　)

　A. 肝细胞变性　　B. 肝细胞灶性坏死

　C. 毛细胆管淤胆　　D. 大量肝细胞坏死,肝体积缩小

　E. 大量肝细胞坏死的同时,出现肝细胞再生,形成结节

2. 重型肝炎早期腹水形成的主要原因是(　　)

　A. 钠水潴留　　B. 门静脉高压

　C. 低蛋白血症　　D. 肝血窦受压,肝淋巴液生成增多

E. 腹腔感染

3. 重型肝炎出血的主要原因是(　　)
   A. 凝血因子生成障碍
   B. 血小板减少
   C. 重型肝炎并发 DIC
   D. 乙型肝炎并发再生障碍性贫血
   E. 肝素样物质灭活障碍
4. 急性重型肝炎最突出、最有诊断价值的临床表现是(　　)
   A. 黄疸迅速加深
   B. 肝脏进行性缩小
   C. 显著的消化道症状
   D. 明显的出血倾向
   E. 中枢神经系统症状的烦躁、谵妄、嗜睡以至昏迷、抽搐等
5. 重型肝炎服用乳果糖,主要目的是(　　)
   A. 补充能量,防止肝昏迷
   B. 杀灭肠道细菌,防止继发感染
   C. 杀死肠道内细菌,减少氨的产生
   D. 降低肠道 pH,减少氨的吸收
   E. 增加肠蠕动,加速肠内有害物质的排泄
6. 对于重型肝炎的诊断来说,意义最小的指标是(　　)
   A. ALT>200U/L
   B. TBil>170μmol/L
   C. PT 较正常延长 1 倍
   D. PTA<40%
   E. 血清白蛋白<25g/L
7. 关于重型肝炎并发急性肾功能不全的原因,下列哪项是**错误**的?(　　)
   A. 内毒素血症
   B. 肾小管收缩
   C. 肾缺血
   D. 有效血容量下降
   E. 严重肾小管坏死
8. 关于肝性脑病产生的因素,下列哪项是**错误**的?(　　)
   A. 血氨及其他毒性物质的潴留
   B. 假性神经介质的形成
   C. 支链氨基酸/芳香氨基酸比值升高
   D. 消化道出血
   E. 大量放腹水
9. 以下哪一种药物用于治疗肝性脑病(　　)
   A. 干扰素
   B. 拉米夫定
   C. 维生素 K
   D. 门冬氨酸钾镁
   E. 乳果糖
10. 诊断重型肝炎时,以下哪一项正确(　　)
   A. PTA<50%
   B. PTA<60%
   C. PTA<40%
   D. PTA<100%
   E. PTA>40%

四、简答题

1. 重型肝炎常见的并发症有哪些?
2. 肝性脑病常见的诱因有哪些?

五、问答题

重型肝炎的治疗原则是什么?

参考答案

一、名词解释

1. 在重型肝炎或肝硬化时，由于内毒素血症，肾血管收缩、肾缺血、有效血容量下降等因素导致肾小球滤过率降低，从而引起急性肾功能不全，多为功能性肾衰竭，表现为少尿、无尿、氮质血症。
2. 肝硬化、肝功能衰竭患者由于肺血管扩张、动-静脉分流、动脉氧合作用异常、门-腔静脉分流、肠道细菌进入肺循环释放内毒素等原因，出现低氧血症和高动力循环症，临床表现为呼吸困难、发绀，严重者可致晕厥和昏迷。
3. 由于严重肝病导致以蛋白质为主的物质代谢严重障碍，出现以神志改变和昏迷为主要临床特征的一系列中枢神经系统功能障碍的症候群。
4. 是指非腹腔脏器穿孔和损伤而发生的腹膜急性细菌感染，常发生于肝硬化、重型肝炎腹水患者。临床表现为发热、腹胀、腹痛、腹泻、少尿。

二、填空题

1. 急性重型肝炎　亚急性重型肝炎　慢性重型肝炎
2. 氨中毒学说　氨基酸比例失调　假性神经递质学说　γ-氨基丁酸浓度升高
3. 钠水潴留
4. 2周
5. 15　24
6. 慢性肝炎　肝硬化
7. 缩小
8. 皮肤　消化道
9. 肝肾综合征
10. 高

三、选择题

1. D　2. A　3. A　4. E　5. D　6. A　7. E　8. C　9. E　10. C

四、简答题

1. 答题要点：肝性脑病、上消化道出血、肝肾综合征、继发感染、电解质紊乱、肝肺综合征。
2. 答题要点：上消化道出血、高蛋白饮食、感染、大量排钾利尿、大量放腹水、使用镇静药等。

五、问答题

答题要点：治疗原则为去除诱因、保护残存肝细胞功能、促进肝细胞再生和防治并发症。对重型肝炎以综合治疗和支持治疗为主，积极采取措施防治各种并发症。

（肖　琳）

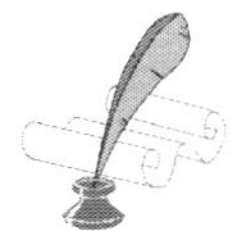

第三章　艾　滋　病

通过临床实习，复习关于艾滋病病原学、流行病学、临床表现、抗病毒治疗的适应证以及预防等相关内容；其中重点掌握传播途径、临床表现、抗病毒治疗的适应证（本科班），本硕班在掌握以上重点内容以外应掌握 HIV 分型、基因结构及其功能等相关内容。

病例 3-1

患者，男性，30 岁。2 日前与朋友们聚会，就餐饮酒，后去某夜总会唱歌并与某女相识，发生了不安全性行为；今日来我院 VCT 咨询，要求排除 HIV 感染的可能性。

问题

1. 如何解释咨询者要求？

2. 有哪些方法用于早期感染？

参考答案和提示

1. 艾滋病（AIDS）是由人类免疫缺陷病毒（human immunodeficiency virus，HIV）引起的全身传播性疾病，主要通过性接触、注射吸毒、输血与血制品和母婴传播途径引起传播；新疆是 HIV/AIDS 高发地区之一，此咨询者有不安全性行为，应该给予咨询解释，但是目前还没有方法在感染（暴露）的第 2 日能确诊排除的方法。

2. 初次感染 HIV 后 1～2 周，临床表现有发热、头痛、乏力、咽痛、全身不适等症状，颈、腋及枕部有肿大淋巴结，类似传染性单核细胞增多症表现，皮疹、肝脾肿大。持续 1～2 周后缓解。部分患者有白细胞和血小板减少；检查 HIV RNA、P24 抗原有助于早期诊断。

病例 3-2

患者，男性，33 岁，患者 8 年前有间断“静脉吸毒”史，为此劳教 3 年，此后戒毒并成家，婚后 1 年得子，男婴顺产，男婴出生 45 天后患“重症肺炎”住院治疗，常规检查抗 HIV（+），父母双方检查均阳性并确认。

问题

1. 此家庭 HIV 感染有何特点？

2. 父母应做哪些相关的检查？

3. 对于出生 45 天的婴儿所查出的抗 HIV（+）结果应该注意的事项有哪些？

参考答案和提示

1. HIV 主要通过性接触、注射吸毒、输血与血制品和母婴传播途径引起传播，此家庭感染 HIV 特点为 3 种主要的传播途径均有，并提示目前 HIV 感染从高危人群波及到普通人群。

2. 应检测 $CD4^+T$ 淋巴细胞、HIV 病毒载量，询问病史和体格检查，确定是否有 AIDS 相关性机会性感染，确定是否适合抗病毒治疗。

3. 对于出生45天的婴儿所查出的抗 HIV(+)结果应该注意的事项　定期随访，因为婴儿体内的血液中含有来自母亲的抗 HIV 并且能持续较长时间，因此，按规定出生 18 月后(来自母体的抗体消失)再检测抗 HIV 才能确定是否感染 HIV。

病例 3-3

患者，男性，38 岁。反复静脉吸毒 8 年，近半年反复不规则发热，并进行性消瘦、咳嗽、咳痰；曾被外院诊断为“增殖型结核”给予抗结核治疗。服用抗结核药物 3 月后以上症状无明显好转，近一个月感胸闷气短，在我院就诊胸片检查示“大量胸腔积液”，抗 HIV(+)，并经确认试验证实，免疫学检查 $CD4^+T$ 淋巴细胞 $0.088\times10^9/L$。

问题

1. 根据以上资料，此患者目前属于 HIV 感染的哪一期?
2. 诊断依据有哪些?
3. 目前的机会性感染是什么?
4. 根据免疫学检查结果是否行抗病毒治疗? 注意事项有哪些?

参考答案和提示

1. 此患者目前属于 AIDS 期，此期为感染最终阶段，$CD4^+T$ 淋巴细胞明显下降，血浆病毒载量显著增高。临床表现常无突出症状或具有 HIV 相关性机会性感染并相应的临床表现，如有原因不明的持续不规则低热>1 个月；原因不明的持续全身淋巴结肿大；慢性腹泻>3~5 次/日；3 个月内体重下降>10%等；此患者合并有肺结核，肺部其他机会性感染不除外，应该完善检查。

2. 诊断依据　①流行病学资料：患者是静脉药瘾者；②临床表现有近半年反复不规则发热，并进行性消瘦、咳嗽、咳痰；③诊断为“增殖型结核”并接受抗结核治疗；④胸闷气短，胸片检查提示“大量胸腔积液”；⑤抗 HIV(+)，并确认，$CD4^+T$ 淋巴细胞计数下降至 $0.088\times10^9/L$。

3. 机会性感染　艾滋病期的患者临床表现多样化为特点，此患者目前的机会性感染为肺结核病。

4. 该患者现有结核病活动，应先抗结核治疗 2 个月后，开始用抗逆转录病毒药物。治疗期间应注意抗逆转录病毒药物与抗转换药物之间的相互作用。

病例 3-4

患者，男性，已确诊为艾滋病并给予抗病毒治疗，治疗方案为 AZT+3TC+NVP，治疗前 $CD4^+T$ 淋巴细胞 $0.157\times10^9/L$，治疗 2 年后 $CD4^+$ T 淋巴细胞 $0.417\times10^9/L$，近期的复查结果为 $CD4^+T$ 淋巴细胞 $0.119\times10^9/L$。

1. 如何分析目前的检查结果?
2. 进行哪些检查?

参考答案和提示

1. 抗病毒治疗后的 $CD4^{+}T$ 淋巴细胞从基础值逐渐升高再次下降应该考虑:①患者的依从性是否达到95%,抗病毒治疗成功的关键有懒于依从性。②抗病毒治疗过程中的病毒耐药问题;应考虑病毒是否对现行的抗病毒治疗组合产生了耐药。

2. 按照以上的思路,首先加强患者的依从性教育,进一步进行耐药检测,可阐明目前 $CD4^{+}T$ 淋巴细胞变化的原因。

病例 3-5

患者,男性,39 岁,无业。以“左颞炎性肉芽肿术后 20 天,意识不清 1 天”为主诉收住于神经外科。患者 1 个月前无明显诱因感头痛、四肢麻木,头颅 CT 检查提示:左颞叶占位性病变。入院后第 6 天接受手术治疗,术中快速病检结果为炎性肉芽肿。术后病情改善,但术后第 20 天突然出现意识不清,双眼上翻,右上肢抽搐,大小便失禁,再次入院。脑组织病理检查见到弓形虫。检测抗 HIV(+)、WB(+),弓形虫抗体 IgG(+),追问病史 8 年前开始静脉吸毒,住院第 14 天开始体温达 39~40.3℃,病情未能控制,次日死亡。

问题

1. 此患者的机会性感染有何特点?

2. 通过此病例应总结哪些经验?

参考答案和提示

1. 此患者的机会性感染为弓形虫脑病。弓形虫在全世界广泛分布,欧美国家感染率较高。在免疫功能正常的人群中,弓形虫感染一般为亚临床型或自愈型表现。弓形虫可在人体内长期潜伏下来而不发病因而临床无明显的症状。在免疫功能受到损伤或抑制的情况下,特别是 AIDS 患者,引起急性弓形虫感染或隐匿性感染的复活,则可引起显著病变,并发生播散性感染,以中枢神经系统和心脏病变较多见。弓形虫脑炎或弓形虫脑病在 AIDS 患者中最为常见而严重,为 AIDS 死亡的主要原因之一。

2. 此病例有多年的静脉吸毒史,躯体症状及影像学检查提示中枢占位性病变,经脑组织病理检查及免疫学检查证实为弓形虫感染。此外,HIV 抗体及免疫印迹试验确认(WB)阳性,据以上资料诊断 AIDS 并弓形虫脑炎成立。由于对 AIDS 的警惕性不足,误诊并采取手术治疗,失去治疗机会。

病例 3-6

患者,男性,33 岁,无业,已婚。患者以“右下肢背部及身体多处出现紫色斑点、斑片 4 个月余,加重 1 周”为主诉收住院。患者自 2004 年 3 月初开始不明原因右下肢及腹股沟出现粉红色斑点,逐渐变成紫色,尤其是腹股沟处较为明显,身体其他部位也出现同样的斑点或斑块改变。在当地 CDC 检查抗 HIV(+)。近 1 周来腹股沟病变出现疼痛,影响行走,来院进一步治疗。患者有间断静脉注射吸毒 2 年,已戒毒 7 年,无输血史,皮肤病理检查结果:卡波西肉瘤。

问题

1. 此患者合并何种机会性感染或肿瘤,有何特点?

2. 病因可能是什么?

参考答案和提示

1. 此患者合并卡波西肉瘤 卡波西肉瘤(Kaposi's sarcoma,KS),又称多发性特发性出血性肉瘤。自20世纪80年代以来,随着人类免疫缺陷病毒(HIV)感染和获得性免疫缺陷综合征(AIDS,艾滋病)的流行,KS的发病率开始上升,尤其是在男性同性恋者中显著增加,卡波西肉瘤已成为确定艾滋病的恶性肿瘤之一。KS可发生于AIDS的任何阶段,可为AIDS最初的表现,也可伴随于AIDS的全过程。

2. AIDS患者发生KS可能为多个因素共同作用的结果,其有关因素有:①HIV感染导致免疫损伤或免疫缺陷,致免疫监视与防御功能降低,不能有效清除突变细胞。②KS与HHV-8感染有关,目前研究已证实几乎所有KS组织中可检出HHV-8基因序列。HHV-8可引起血管内皮细胞恶变。③AIDS相关KS患者的HLA-DR5基因频率明显增加,可能高频度的HLA-DR5等位基因易感人群对KS的发生特别敏感。④KS的发生与种族有一定关系,如犹太人、维吾尔族发生率高于其他民族。

临床思维:艾滋病

【病例】

患者,女性,27岁。"反复口腔溃疡6个月余",患者半年前无明显诱因的出现口腔溃疡,对症治疗效果不佳,在当地CDC查抗HIV阳性。入院后,体格检查:口腔遍布白色点状溃疡。辅助检查:口腔霉菌(+),$CD4^+T$淋巴细胞:$0.1\times10^9/L$;给予氟康唑口服三天后,口腔溃疡痊愈。患者丈夫有静脉药瘾史,1年前死于肺结核病。

1. 该患者存在哪种机会性感染?此种感染有何特点?

2. 患者的感染途径有何特点?

3. 如何分析其爱人的死因?

【流行病学资料】

有同性恋或其他婚外异性接触史;静脉药瘾者;输入未经抗HIV抗体检测的血液和血液制品;去过HIV/AIDS高危发病地区;配偶或父母有抗HIV(+)。其他各种性病患者。

【临床表现】

急性期患者一般很少见到,只有在随访同性恋、吸毒患者时才发现,临床症状不多;无症状HIV感染期一般无特殊症状;而AIDS患者有各种合并症的症状,常以发热为首发症状来院就医。

【实验室检查】

抗HIV(+)、HIV RNA(+)、P24抗原(+)三者中的一项阳性,结合临床症状即可诊断。但不同期有些区别。

1. 急性期　外周血 $CD4^+T$ 淋巴细胞数可有一过性减少，但总数可在正常或 $0.5\times10^9/L$ 左右。抗 HIV 抗体可由阴性转阳性，并经确认试验证实，感染早期 HIV 抗体阴性，但多在2~6 周内出现抗体阳转，极少数可达 6 个月才出现抗体。

2. 无症状 HIV 感染期　$CD4^+T$ 淋巴细胞总数正常或减少，但大于 $0.2\times10^9/L$ 临床尚无合并症。

3. 艾滋病期　$CD4^+T$ 淋巴细胞数 $<0.2\times10^9/L$，有各种合并症，临床常从合并症进而发现为艾滋病，特别是口腔念珠菌感染、CMV 视网膜脉络膜炎、卡氏肺孢子虫病、进展性肺结核、隐球菌性脑膜炎等。这些机会性感染的检测如下：

（1）口腔念珠菌病：涂片找菌丝或取口腔白膜做培养。

（2）CMV 视网膜脉络膜炎：查眼底可见视网膜脉络膜炎病变，血清测 CMV IgM 和 IgG 抗体，测血浆 P65 抗原，抗原特异性高，但并非绝对。

（3）卡氏肺孢子虫病：取深部咳出的痰涂片找卡氏肺孢子虫，用吉姆萨染色找肺孢子虫。

（4）肺结核：取带血丝的痰涂片找抗酸杆菌。

（5）隐球菌性脑膜炎：脑脊液涂片找隐球菌及培养获阳性结果。

【鉴别诊断】

急性期应与上呼吸道感染鉴别。无症状 HIV 感染期常在体检或献血查体时发现。AIDS 期常有合并症，临床以合并症的症状突出，且经治疗后有所好转，常忽视了原发病，因此遇上有合并症时，应同时查抗 HIV 抗体。值得提出的是在急诊室如遇中青年患者突发呼吸困难，血氧分压低而胸片不能解释者；或 CMV 视网膜脉络膜炎进展迅速者；或肺结核在治疗过程中加重者；或隐球菌性脑膜炎治疗效果不理想者；或发热原因不明伴消瘦者，应即查抗 HIV 抗体，有助于发现 HIV 感染。

【抗病毒治疗】

抗 HIV 药物：分为三大类。

1. 核苷类逆转录酶抑制剂（NRTI）

2. 非核苷类逆转录酶抑制剂（NNRTI）

3. 蛋白酶抑制剂（PI）

上述三类药可以取 2~3 种联合应用，经典的是 2 种 NRTI+1 种 PI 或+1 种 NNRTI，如 ZDV+3TC+IDV 或 D4T+3TC+NVP；或 2 种 PI+2 种 NR-TI 等治疗方案。称为“高效抗逆转录病毒治疗（HAART）”，亦称“鸡尾酒疗法”。

最近刊出的指南推荐基本用药方案有：ZDV+3TC，D4T+3TC，DDI+D4T；推荐强化用药方案有：ZDV+3TC+IDV（首选），基本用药方案+EFV（耐 PI），基本用药方案+ABC。

诊 疗 常 规

（一）艾滋病的诊断要点

1. 流行病学资料　有高危行为者，如有多个性伴侣的同性恋（尤其是男同性恋）或异性性接触史者，静脉吸毒者，输入不安全（未经抗 HIV 抗体检测）的血液及血液制品者，父母为抗 HIV(+)的婴幼儿。

2. 临床表现　急性期出现“感冒”样症状或“传染性单核细胞增多症”的表现。无症状期一般无特殊症状，部分患者可出现全身持续淋巴结肿大（除腹股沟以外的淋巴结肿大，两处以上，直径大于 1cm，无痛、无粘连、质韧）。AIDS 期出现各种机会性感染或肿瘤，尤其是出现 AIDS 特定性感染或肿瘤（如 PCP、KS 等），年青人出现痴呆综合征等，一定要考虑有 AIDS 的可能。

凡高危人群出现下列两种或以上情况者，应考虑 AIDS 的可能：①3 个月内体重下降 10% 以上；②慢性咳嗽或腹泻（>3~5 次/d）3 个月以上；③持续或间歇发热 1 个月以上；④原因不明的全身淋巴结肿大（直径>1cm）1 个月以上；⑤反复出现带状疱疹或疱疹病毒感染；⑥口咽部念珠菌感染。

对可疑者应做进一步的病毒学、免疫学等实验室检查，抗 HIV 阳性后可确诊。

3. 实验室检查

（1）病毒学检测：抗 HIV(+)、HIV RNA(+)、P24 抗原(+)三者中的任一项阳性，结合临床症状即可诊断。但不同时期有所不同。急性期抗 HIV 常阴性，主要依赖 HIV P24 或 HIV RNA 阳性确诊。无症状期和 AIDS 期为抗 HIV 阳性和 HIV RNA 阳性。

（2）免疫学检测：$CD4^+T$ 淋巴细胞下降或 $CD4^+/CD8^+$ 比值小于 1。

对 HIV/AIDS 的诊断一定要慎重，切忌仅根据某一项依据而武断做出 AIDS 的诊断。

（3）艾滋病期：$CD4^+T$ 淋巴细胞数 $<0.2\times10^9/L$，有各种合并症，临床常从合并症进而发现为艾滋病，特别是口腔念珠菌感染、CMV 视网膜脉络膜炎、卡氏肺孢子虫肺炎、进展性肺结核、隐球菌性脑膜炎等。

（二）相关机会性感染的诊断要点

1. 卡氏肺孢子虫肺炎（pneumocystis carinii pneumonitis，PCP）　临床表现为发热、盗汗、干咳、进行性呼吸困难和发绀，肺部听诊正常或有少量细湿啰音。典型的胸部 X 线表现为双侧肺门周围间质性浸润，随着疾病进展，浸润影渐均匀，并弥漫分布。血气分析为中-重度低氧血症。$CD4^+T$ 淋巴细胞常 $<0.2\times10^9/L$。

2. 结核病　以肺结核最多见，可发生任何 $CD4^+T$ 淋巴细胞计数。主要表现为肺结核和肺外结核。多出现淋巴结结核、结核性胸膜炎、肺部浸润性结核、粟粒性肺结核和结核性脑膜炎。

（1）肺结核：通常表现为发热、盗汗、消瘦等结核中毒症状，咳嗽、咳痰，肺部可闻及湿啰音。结核性胸膜炎常出现胸闷、胸痛，气憋，肺底部叩浊音，呼吸音消失。粟粒性肺结核常出现持续高热、咳嗽、呼吸困难，肺部满布细湿啰音。肺结核 X 线表现其肺部浸润灶或粟粒性病灶以肺中下野为多。诊断主要依靠临床表现及胸片或者 CT 以及痰涂片抗酸染色阳性。

（2）结核性脑膜炎：有发热等结核中毒症状，并有头痛、恶心、呕吐等颅内压增高及脑膜刺激征表现；可有或无肺部结核。脑脊液常规和生化有典型表现。后期头颅 CT（有条件时可做头颅 MRI）可提示脑室不同程度的扩大。

3. 真菌感染（fungal infection）　以口腔念珠菌病（鹅口疮）最多见。表现为口腔疼痛和

（或）溃疡，舌体上或口腔黏膜部位呈豆腐渣样或凝乳状白色大小不等的薄的白色假膜。食管念珠菌病表现为吞咽困难，胸骨后疼痛。念珠菌性阴道炎表现为阴道黏膜糜烂发红，有豆腐渣或凝乳样白膜，多伴有会阴部皮肤糜烂、湿疹或表浅溃疡，外阴瘙痒、烧灼痛或性交痛。真菌涂片或培养阳性可确诊。

（三）鉴别诊断

鉴别诊断同"临床思维"。

（四）治疗

艾滋病的治疗应包括抗逆转录病毒治疗和机会性感染治疗。

1. 抗病毒治疗　目前，我国现有的抗逆转录病毒药物有：①核苷类逆转录酶抑制剂（NRTI）；②非核苷类逆转录酶抑制剂（NNRTI）；③蛋白酶抑制剂（PI）。

上述三类药联合应用，经典的是 2 种 NRTI+1 种 PI 或+1 种 NNRTI，如 ZDV+3TC+IDV 或 D4T+3TC+NVP；或 2 种 PI+2 种 NR-TI 等治疗方案。称为"高效抗逆转录病毒治疗（HAART）"，亦称"鸡尾酒疗法"。

（1）抗病毒治疗指征（表 3-1）

表 3-1　抗病毒治疗指征

临床类型	$CD4^+T$ 细胞数	血浆 HIV RNA	建议
无症状	$<0.2\times10^9/L$	任何值	治疗
无症状	$>0.2\times10^9/L$ $<0.35\times10^9/L$	任何值	过去是否治疗有争议，目前倾向于治疗
无症状	$>0.35\times10^9/L$	>30 000（bDNA）或>55 000（RT-PCR）	缺乏临床数据，延迟治疗，经常检测 $CD4^+$ 细胞和 HIV RNA
无症状	$>0.35\times10^9/L$	<30 000（bDNA）或<55 000（RT-PCR）	延迟治疗，观察
有症状	任何值	任何值	治疗

（2）抗逆转录病毒药物治疗原则及用药方案：HIV 感染后是否进行抗病毒治疗主要是根据患者的 $CD4^+T$ 淋巴细胞计数和临床表现及患者的意愿。一般认为在急性感染期（primary HIV infection）不主张抗病毒治疗。若 $CD4^+T$ 淋巴细胞 $<0.2\times10^9/L$ 则需要抗病毒治疗。若 $CD4^+T$ 淋巴细胞 $>0.35\times10^9/L$ 细胞，建议医学随访暂不予抗病毒治疗。若 $CD4^+T$ 淋巴细胞介于 $(0.2\sim0.35)\times10^9/L$，建议根据 $CD4^+T$ 淋巴细胞下降速率和患者意愿决定是否抗病毒治疗，但目前多数学者主张应治疗。如果患者已出现 AIDS 临床表现，则不论 $CD4^+T$ 淋巴细胞计数均应抗病毒治疗。如果 $CD4^+T$ 细胞计数 $>0.35\times10^9/L$，而且血浆 HIV RNA<100 000copies/ml，暂不抗病毒治疗。

治疗方案主张联合用药，禁忌单一用药。推荐的方案有：2NRTIs+1NNRTIs；2NRTIs+1PIs；3NRTIs。

合并有结核病者，须先抗结核治疗 2 周后再进行抗逆转录病毒药物治疗。治疗期间应注意抗逆转录病毒药物与抗结核药物之间的相互作用。HAART 药物与抗结核药物同时使用时相互注意以下点：

IDV 与利福平：利福平降低 IDV 89%，不能联合。

EFV 与利福平：使 EFV 浓度降低 25%~33%，需加大 EFV 剂量。

EFV 与利福喷丁：EFV 无变化，利福喷丁降低 35%。

DDI 与异烟肼：可引起外周神经炎。

DDI 与乙胺丁醇：增加胰腺炎的危险性。

NVP 与利福平：使 NVP 降低 37%。

NVP 与利福喷丁：使 NVP 降低 16%。

HAART 的疗效不但与药物抗病毒作用有关，而且与患者服药的依从性密切相关。在用药前和用药中要采取各种措施提高患者的依从性。

2. 机会性感染治疗　机会性感染病情严重时应先治疗机会性感染，待感染控制后再开始抗 HIV 治疗。

（1）口腔念珠菌感染：局部涂抹制霉菌素糊（用 2 片制霉菌素研碎加蜂蜜调成糊），每日 2 次。

（2）卡氏肺孢子虫肺炎（PCP）：口服复方新诺明 2 片，每日 3~4 次，病情稳定后可用维持量 2 片，每日 2 次。严重者可用戊烷脒或卡泊芬净静脉滴注。

（3）结核病：按经典方案三联或四联抗结核药，疗程 6 个月 ~1 年。

（4）隐球菌性脑膜炎：用两性霉素 B 加氟康唑或氟胞嘧啶。两性霉素 B 的总量，一般在 3g 左右。

（5）CMV 视网膜脉络膜炎：应用更昔洛韦（ganciclovir）静脉滴注，5mg/kg，每日 2 次，病情稳定后改为口服。

（五）预防

在目前无有效疫苗，宣传教育是各国采用的优先手段。

1. 宣传教育　普及艾滋病基本知识，了解本病的预防办法，增强自我保护意识，做好自我防护。

2. 控制传染源　在高危人群中普查 HIV 感染有助于发现传染源。及时发现和密切监控无症状 HIV 感染者。加强国境检疫。对 AIDS 患者进行抗病毒治疗。

3. 切断传播途径　扫黄与禁毒是切断传播途径的根本措施。防止医源性传播，严格消毒管理制度和采供血（浆）管理制度，推广一次性注射器和针头。患者用过的物品、分泌物及其血液沾污的墙壁、地板等均要进行消毒。

4. 保护易感人群　目前无疫苗可用。已婚感染者应避孕。提倡性接触时用阴茎套，可降低 HIV 的传播率。

复　习　题

一、名词解释

1. 高效抗逆转录病毒治疗（HAART）

2. 免疫重建综合征
3. AIDS

二、填空题

1. 根据 HIV 自然史 HIV 感染过程可分为：________、________、________。
2. 根据 HIV 基因差异，将艾滋病病毒分为：________和________。
3. HIV 基因组由 2 条正股 RNA 链组成，其基因分别为________、________、________组成。
4. 目前临床上用于 AIDS 抗病毒治疗的药物有________、________、________、________。
5. 由于目前无疫苗预防 HIV 感染，________是有效的防止措施之一。
6. 发达国家与发展中国家 AIDS 机会性感染谱也有所区别，发达国家主要的机会性感染为________，发展中国主要家机会性感染为________。
7. 艾滋病进行抗病毒治疗观察疗效的指标有________、________、________。

三、选择题

1. 艾滋病的传染源包括（　　）
   A. 吸毒者　　B. 艾滋病患者
   C. 艾滋病患者和艾滋病病毒携带者　　D. 性病患者
   E. 同性恋者
2. 最常见的艾滋病指征性疾病是（　　）
   A. 卡氏肺孢子虫肺炎　　B. 肺结核
   C. 念珠菌性食管炎　　D. 卡波西肉瘤
   E. 口腔白斑
3. 下列哪种**不是**艾滋病常见机会感染或合并症（　　）
   A. 结核病　　B. 钩体病
   C. 乳头瘤病毒感染　　D. 鸟分枝杆菌病
   E. 丙型肝炎
4. 艾滋病的潜伏期一般为（　　）
   A. 2~10 天　　B. 2~10 月
   C. 2~10 周　　D. 2~10 年
   E. 10 周内
5. 拉米夫定最主要的缺点是（　　）
   A. 与齐多夫定拮抗　　B. 不良反应较多
   C. HIV 易发生耐药　　D. 不能同时抑制 HIV 和 HBV
   E. 与蛋白酶抑制剂不能搭配
6. HIV 感染的临床分期不包括（　　）
   A. 潜伏期　　B. 无症状感染
   C. 窗口期　　D. 艾滋病期
   E. 急性感染期
7. 在艾滋病常见神经系统疾病中，没有（　　）
   A. 隐球菌性脑膜炎　　B. 痴呆综合征

C. 进行性多发性脑白质病
D. 淋巴瘤
E. 病毒性脑炎

8. 艾滋病合并脑弓形虫病治疗首选(　　)
A. 磺胺嘧啶加乙胺嘧啶
B. 更昔洛韦加干扰素
C. 阿奇霉素
D. 克林霉素
E. 磺胺嘧啶加 TMP(复方新诺明)

9. HIV 感染者并发鹅口疮应做(　　)
A. 大便涂片加培养
B. 活体组织检查
C. 血清 ELISA 化验
D. 血菌培养
E. 痰和咽拭子涂片找真菌菌丝和孢子

四、问答题

1. 艾滋病的传播途径有哪些?
2. 现有的治疗艾滋病的抗病毒药物有哪几类?
3. 抗逆转录病毒药物治疗的原则?
4. 艾滋病的分期及诊断依据是什么?

参考答案

一、名词解释

1. 高效抗逆转录病毒治疗(HAART),亦称“鸡尾酒疗法”。其原则是联合应用抗逆转录病毒药物,禁忌用单一抗病毒药物治疗。用药方案为 2 种核苷类逆转录酶抑制剂(HRTI)+1 种蛋白酶抑制剂(PI);或 2 种核苷类逆转录酶抑制剂+1 种非核苷类逆转录酶抑制剂(NNRTI);或 2 种核苷类逆转录酶抑制剂 PI+3 种核苷类逆转录酶抑制剂(如 ZDV+3TC+IDV 或 D4T+3TC+NVP)。
2. 免疫重建综合征(IRIS)是指 AIDS 患者在高度的免疫缺陷状态下,进行 HAART 治疗,随着治疗出现新的或原有的机会性感染在此出现或者恶化;关于 IRIS 的发生机制目前认为,随着 HAART 治疗的进行,病毒血症的控制,免疫功能的逐步改善,对体内的抗原或病原体产生较强的免疫反应,出现相应的临床表现。
3. 艾滋病(AIDS)是由人类免疫缺陷病毒(human immunodeficiency virus,HIV)引起的全身传播性疾病,主要通过性接触、注射吸毒、输血与血制品和母婴传播途径引起传播;人类免疫缺陷病毒进入人体后,经过一段时间的无症状期后进入艾滋病期。HIV 可通过多种方式,以 $CD4^{+}T$ 淋巴细胞为攻击目标使机体的细胞免疫功能发生缺陷,同时伴随着其他一些免疫细胞不同程度的损害,促使发生各种严重的机会性感染和肿瘤,最终导致患者死亡。

二、填空题

1. 急性感染期　无症状携带期　艾滋病期
2. HIV-1　HIV-2
3. 结构基因　调节基因　附加基因

4. 核苷类逆转录酶抑制剂(NRTI) 非核苷类逆转录酶抑制剂(NNRTI) 蛋白酶抑制剂(PI) 融合抑制剂
5. 宣传教育
6. PCP 结核病
7. 免疫学指标 病毒学指标 临床指标

三、选择题

1. C

试题分析:艾滋病患者和艾滋病病毒携带者为传染源,A、D、E 属易感染的高危人群,B 答案不全。

2. A

试题分析:卡氏肺孢子虫肺炎(PCP)是艾滋病中最常见的机会性感染之一,而其他疾病虽然也是艾滋病的指征性疾病,但没有 PCP 常见。

3. B

试题分析:钩体病不是艾滋病的机会性感染,其他都是艾滋病的机会性感染。

4. D

试题分析:通常艾滋病的潜伏期是指感染 HIV 后至出现艾滋病相关的表现或机会性感染临床表现,根据感染途径不同,其潜伏期有所不同,一般为 2~10 年。

5. C

试题分析:拉米夫定属核苷类逆转录酶抑制剂,对 HIV 和 HBV 的逆转录酶有很强的抑制作用。但是其缺点是 HIV 对其易产生耐药变异,故不能单独应用。

6. C

试题分析:HIV 感染机体后,临床经过分为急性感染期、无症状感染期也称临床潜伏期、艾滋病期,但没有窗口期。窗口期是指 HIV 感染机体后至出现抗 HIV 阳性这段时间,对诊断和流行病学有意义。

7. A

试题分析:对怀疑感染 HIV 者应首先检测抗 HIV,其特异性和敏感性都较高,但确诊须用免疫印迹试验(Western Blot,WB)检测 HIV 特异性抗体证实。

8. D

试题分析:隐球菌性脑膜炎、痴呆综合征、进行性多发性脑白质病和淋巴瘤都是艾滋病常见的神经系统疾病。虽然艾滋病患者可以患病毒性脑炎,但很少见。

9. E

试题分析:艾滋病合并脑弓形虫病应首选磺胺嘧啶并加乙胺嘧啶治疗,也可用克林霉素或阿奇霉素治疗,复方新诺明为预防用药。

10. E

试题分析:鹅口疮为真菌感染,尤其是最常见于白色念珠菌感染,是艾滋病最常见的机会性感染之一。痰和咽拭子涂片找真菌菌丝和孢子简便易行,大多数医院均可开展,也是最常用的诊断方法。其他检查对诊断鹅口疮帮助不大。

四、简答题

1. 答题要点:包括:血液或体液传播(输血、单采血浆、共用注射器静脉吸毒等)、性传播和母婴传播等。
2. 答题要点:分为:逆转录酶抑制剂(包括核苷类逆转录酶抑制剂和非核苷类逆转录酶抑制剂)、蛋白酶抑制剂、整合酶抑制剂和融合抑制剂。
3. 答题要点:抗逆转录病毒治疗的原则。

   (1) 一般认为在急性感染期不主张抗逆转录病毒治疗。

   (2) $CD4^{+}T$ 淋巴细胞>0.35×10^{9}/L,建议医学随访,暂不予抗逆转录病毒治疗。

   (3) CD4 细胞介于 0.2×10^{9}~0.35×10^{9}/L,建议根据 $CD4^{+}T$ 淋巴细胞下降速率、病毒载量和患者意愿决定是否抗逆转录病毒治疗(现主张治疗)。

   (4) 如果 $CD4^{+}T$ 淋巴细胞<0.2×10^{9}/L,则需要抗逆转录病毒治疗。

   (5) 如果患者已出现 AIDS 临床表现,则不论 $CD4^{+}T$ 淋巴细胞计数均应抗逆转录病毒治疗。
4. 答题要点:艾滋病分为:急性 HIV 感染期、无症状 HIV 感染期和艾滋病期。

   诊断依据:急性 HIV 感染期:①有高危因素;②出现类似感冒样症状如发热、全身不适、皮疹、咽炎、体重减轻、口腔溃疡等症状;③HIV P24 抗原和(或)HIV RNA 检测阳性可确诊。注意:此时抗 HIV 抗体检测阴性。

   无症状 HIV 感染期:①高危因素;②抗 HIV 抗体阳性和(或)HIV RNA 阳性,可确诊。

   艾滋病期:①高危因素;②出现机会性感染或肿瘤;③CD4 细胞计数降低或 CD4/CD8<1;④抗 HIV 抗体阳性或 HIV RNA 阳性,可确诊。

(买买提艾力·吾布力)

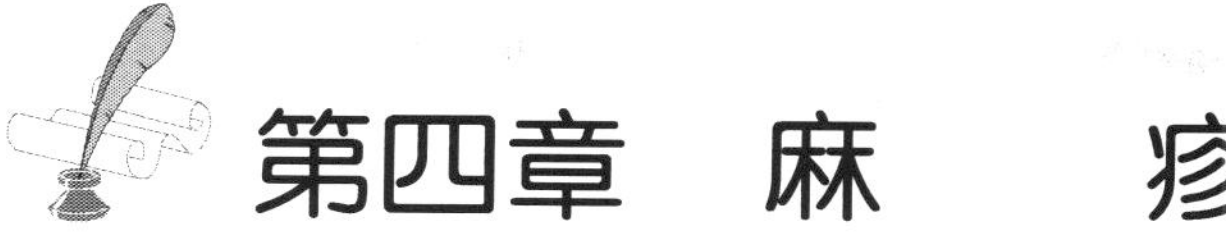

第四章 麻 疹

病例 4-1

患儿，男，4岁。以“发热5天，出疹2天”为主诉入院。患儿5天前出现发热、咳嗽、畏光、流泪，体温39℃以上。2天前开始出现皮疹。最初见于耳后，逐渐延及全身。体格检查：T 39.8℃，患儿精神差，高热病容，全身皮肤可见散在淡红色斑丘疹，大小不等，为充血性皮疹，压之褪色，疹间皮肤正常。双侧睑结膜充血明显，咽部充血，双侧扁桃体Ⅱ度肿大，口腔科普利克斑为阳性（Koplik 斑）。右肺可闻及湿性啰音。心界不大，心率142次/分，律齐，各瓣膜听诊区未闻及病理性杂音。腹软，无压痛、反跳痛及肌紧张，肝脾肋下未触及。

问题

1. 该病如何诊断？
2. 诊断依据有哪些？
3. 该病有哪些并发症？
4. 与哪些疾病鉴别？

参考答案和提示

1. 在麻疹流行期间接触过麻疹患者的易感者，出现急性发热、上呼吸道卡他症状、结膜充血、畏光，早期口腔内有科普利克斑可诊断，在出现典型皮疹和退疹等表现后可确诊为麻疹。

2. 诊断依据　患儿发热3天后出现皮疹，伴有发热、咳嗽、畏光、流泪等上呼吸道卡他症状，口腔科普利克斑为阳性，皮疹形态为淡红色斑丘疹，为充血性皮疹，压之褪色，疹间皮肤正常。皮疹先见于耳后、发际，渐延及额面、胸腹及四肢。

3. 常见的并发症　①支气管肺炎；②心肌炎；③喉炎；④麻疹脑炎；⑤亚急性硬化性全脑炎。

4. 需鉴别的疾病有　①风疹：前驱期短，全身症状和呼吸道症状轻，无科普利克斑。发热1~2天即出疹，皮疹主要见于面部和躯干，1~2天即退，不留色素沉着，不脱屑。常伴耳后、枕后和颈部淋巴结肿大。②幼儿急疹：幼儿急起发热或高热3~4天，症状轻，热退后出现玫瑰色散在皮疹，面部及四肢远端皮疹较少，经1~2天皮疹褪尽。③药物疹：近期有服用或接触药物史，皮疹呈多样性，痒感，伴低热或无热，无黏膜斑及呼吸道卡他炎症，停药后皮疹可渐消退。

病例 4-2

患儿，女性，2岁。曾接种过麻疹疫苗，20天前患儿与麻疹患者有接触史。1周前出现发热,3天前出现皮疹,并伴有咳嗽、畏光、心慌、呼吸困难等症状。体格检查:T 40.1℃,患儿精神差,高热病容,端坐位,全身皮肤可见散在淡红色斑丘疹,大小不等,为充血性皮疹,压之褪色,疹间皮肤正常。双侧睑结膜充血明显,咽部充血,双侧扁桃体Ⅱ度肿大,口腔科普利克斑为阳性。右肺可闻及湿性啰音。心界向左下扩大,心率154次/分,律齐,心尖部可闻及舒张期奔马律。腹软,无压痛、反跳痛及肌紧张,肝肋下2cm,脾肋下3cm,双下肢重度浮肿。胸片:支气管肺炎。

问题

1. 本病如何诊断?
2. 发生了哪种并发症?
3. 如何处理?

参考答案和提示

1. 诊断 麻疹。诊断主要依靠在麻疹流行期间接触过麻疹患者的易感者,出现急性发热,伴上呼吸道卡他症状、结膜充血、早期口腔内有科普利克斑即可诊断。或在发热3~4天后出现典型皮疹等表现后可临床诊断,非典型患者血清抗体测定或分离病毒,阳性可确诊。

2. 合并支气管肺炎、心力衰竭。

3. 处理 ①卧床休息、吸氧。②对症、支持治疗:可给予退热剂(注意幼儿忌用阿司匹林退热)、止咳化痰药物、严重者可肌内注射丙种球蛋白治疗。③利巴韦林抗病毒治疗。④并发症的治疗:对合并脑炎者根据当地细菌流行情况,经验性选择抗菌药物,或根据痰菌药敏结果选用抗菌药物。对合并心力衰竭患儿给予毛花苷C静脉推注、利尿剂等。⑤重症患者加用激素治疗。

临床思维:麻疹

【流行病学】

麻疹是由麻疹病毒引起的急性呼吸道传染病。属副黏病毒科,患者是唯一的传染源,主要经呼吸道传播,以冬春季多见,婴幼儿发病率高。

【临床分期】

典型临床经过分三期:①前驱期:表现为发热、上呼吸道炎、眼结膜充血、科普利克斑;②出疹期:表现为从耳后、发际开始延及颜面、胸腹部及四肢,最后到达手掌、足底,为充血性皮疹,压之褪色,疹间皮肤正常。有发热、全身毒血症状加重、肺部感染、浅表淋巴结、肝脾肿大;③恢复期:表现为全身症状明显减轻,皮疹按出疹的先后顺序消退,留浅褐色色素斑,伴糠麸样脱屑。

【实验室检查】

白细胞不高或略降低,淋巴细胞相对增高,实验室检查依靠病原学诊断及血清抗体测定。

【并发症】

支气管肺炎、心肌炎、喉炎、麻疹脑炎、亚急性硬化性全脑炎等。

【诊断】

主要依靠流行病学及典型临床表现，非典型患者可分离病毒或通过测定血清特异性抗体诊断。

诊断要点：

1. 冬春季，有麻疹接触史，或无麻疹疫苗接种史。

2. 以发热及呼吸道卡他症状起病，第2~3天开始出现口腔黏膜斑（Koplik sport），有早期诊断价值；发病第3~4天起出现皮疹为红色斑丘疹，疹间皮肤正常，耳后、颜面部、颈部热退后有色素沉着和糠状脱屑；部分患儿合并喉炎、肺炎，少数合并脑炎、心肌炎等。

3. 白细胞正常或降低，淋巴细胞增高。麻疹抗体IgM阳性或分离到麻疹病毒可确诊。

【鉴别诊断】

需要与风疹、幼儿急疹、药物疹鉴别。

【治疗】

治疗主要为对症及并发症的治疗。

1. 安静休息，保暖，居室空气要流通，多饮水，酌用镇静止咳药。高热时给静脉输液，一般不用退热药（体温超过39.5℃可用小剂量）。给易消化饮食，不忌口。合并喉炎给予雾化吸入。

2. 药物治疗　麻疹合并细菌性肺炎应用抗生素治疗。

【预防】

接种麻疹疫苗是预防麻疹的最有效措施。应对麻疹患者及早发现并隔离治疗，普遍麻疹隔离至出疹后5天，有肺炎等合并症者隔离至出疹后10天。

复　习　题

一、名词解释

麻疹

二、填空题

1. 麻疹病毒属________，此病毒对在外界生活力不强，对________和________均敏感。
2. 麻疹的唯一传染源是________，传染期一般在________，恢复期已不带病毒。________可预防其流行。
3. 典型麻疹的早期诊断标志是________。

三、选择题

1. 麻疹的隔离期为（　　）

   A. 至出疹后5天　　B. 从接触后1天至皮疹消退

   C. 接触后2周至皮疹消退　　D. 从出疹至皮疹消退

2. 麻疹病毒的传染特点不正确的是(　　)

A. 主要是蚊虫传播　　B. 主要呼吸道传播

C. 出疹后 2 日传染性最强　　D. 隐性感染者传播性小

3. 麻疹传染性最强的说法正确的是(　　)

A. 潜伏期初期　　B. 出疹后 1~2 日

C. 出疹前 7 日　　D. 出疹后 7 日

4. 下列哪种人群是最易感人群(　　)

A. 新生儿　　B. 6 个月至 5 岁儿童

C. 中青年人　　D. 老年人

5. 麻疹最容易大流行的地区是(　　)

A. 山区　　B. 农村

C. 人群密集城市　　D. 边区

6. 关于麻疹疫苗接种后全球流行的特点不正确的是(　　)

A. 发病率下降　　B. 流行间隔延长

C. 发病年龄提前　　D. 症状不典型

7. 下列哪种症状是麻疹前驱期的表现(　　)

A. Koplik 斑　　B. 腭部一过性红色细小疹

C. 肺部啰音　　D. 散在皮疹

8. 关于麻疹并发症不正确的是(　　)

A. 出疹期肺炎多　　B. 严重喉炎时可出现“三凹”症

C. 可并发中毒性心肌炎　　D. 近期发生亚急性硬化性全脑炎

9. 6 个月女婴,发热 3 天,体温 39℃,体格检查:一般情况良好,咽充血,耳后淋巴结肿大,心肺无异常,肝脾未触及。若患儿热退后,伴皮疹出现,可能的诊断是(　　)

A. 幼儿急疹　　B. 麻疹

C. 风湿热　　D. 猩红热

四、简答题

1. 麻疹与幼儿急疹的鉴别要点?

2. 如何预防麻疹?

五、问答题

1. 成人麻疹的临床特点?

2. 重型麻疹的临床表现?

参 考 答 案

一、名词解释

麻疹是麻疹病毒引起的急性呼吸道传染病。临床症状有发热、咳嗽、流涕,眼结膜充血、口腔有科普利克斑及皮肤出现斑丘疹为其特征。

二、填空题

1. 副黏病毒科　阳光　一般消毒剂
2. 患者　发病前2天至出疹后5天内　接种麻疹疫苗
3. 口腔内有科普利克斑

三、选择题

1. C　2. A　3. D　4. B　5. C　6. C　7. A　8. D　9. A

四、简答题

1. 答题要点:麻疹肺炎的表现有:①持续高热、原有症状加重;②呼吸道症状加重,气急、咳嗽、鼻翼煽动、发绀,肺部湿啰音,甚至呼吸衰竭;③易导致心力衰竭;④是麻疹的主要死因。
2. 答题要点:预防麻疹以预防接种为主导措施。①传染源:早发现、早隔离、早治疗。隔离普通麻疹至出疹后5天,有肺炎等合并症者隔离至出疹10天。对接触者检疫观察3周。②切断传播途径:流行期间避免到人群聚集的公共场所,戴口罩等。③保护易感者:预防接种麻疹疫苗(8月龄初次接种,7岁时加强接种一次)。接触麻疹患者的婴幼儿可注射免疫球蛋白。

五、问答题

1. 答题要点:成人麻疹的特点:①病程经过典型;②中毒症状重而呼吸道症状轻;③并发症少。
2. 答题要点:重型麻疹的表现有:①中毒性麻疹表现为中毒症状重,皮疹融合,常出现心、肺、脑等并发症。②休克性麻疹表现为高热、循环衰竭或休克表现以及皮疹少、色淡,或出疹不透,或皮疹隐退等。③出血性麻疹表现为皮疹呈出血性、色黑、压之不褪色,伴全身及黏膜出血,中毒症状极重,病死率高。

(刘　浩)

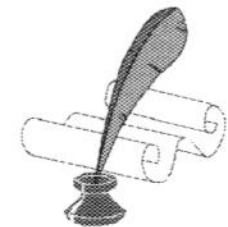

第五章　恙　虫　病

病例 5-1

患者，女性，32 岁。主诉发热 10 天，曾经用过多种抗生素治疗，均无好转。除发热外，伴有头痛、全身疲乏，无咳嗽、胸痛、腹痛、腹泻、尿频、尿急、尿痛等症状。血常规检查白细胞总数及中性粒细胞数正常。体格检查：患者的左腹部皮肤有一个直径约 8mm 大小的焦痂。

问题

1. 根据此病例，请考虑患者的病史询问是否详细？在哪些方面还应对患者有进一步的了解？

2. 如何诊断？

参考答案和提示

1. 应对以下内容进一步了解　患者发病前 3 周内是否到过恙虫病流行区，有无户外工作，露天野营或在林地草丛上坐、卧休息等。

2. 诊断　结合患者的流行病学资料、并有焦痂或特异性溃疡，血常规白细胞减少，外-斐试验 OX_k 抗体在 1∶160 以上，可诊断恙虫病。

病例 5-2

患者，男性，26 岁。1 周前出现发热，体温最高达 41℃，伴有畏寒、头痛、疲乏等症状，用过青霉素、头孢等抗生素均无好转。体格检查：T 40.1℃，精神差，高热病容，结膜充血，左腋窝淋巴结肿大，周围皮肤有一个直径约 5mm 大小的焦痂。

问题

1. 要考虑哪种疾病？

2. 与哪些疾病鉴别？

3. 如何治疗？

参考答案和提示

1. 恙虫病　患者有发热、毒血症状，有特征性焦痂，局部淋巴结肿大，并用过多种抗生素无好转。

2. 与以下疾病鉴别

(1) 钩端螺旋体病：恙虫病流行区常有钩端螺旋体病存在，两种疾病均发生于夏秋季节，均表现为发热、眼结膜充血、淋巴结肿大。但恙虫病有焦痂与溃疡，钩端螺旋体病有腓肠肌痛，依靠血清学及病原学检查鉴别。

(2) 地方性斑疹伤寒:可有发热、皮疹、淋巴结肿大及肝脾肿大,但无焦痂与溃疡。居住地有鼠,有鼠蚤叮咬史,变形杆菌 OX_{19} 凝集反应阳性。OX_k 凝集反应阴性。

(3) 伤寒:起病徐缓,表情淡漠,有玫瑰疹,有相对脉缓。无焦痂、溃疡,血培养有伤寒沙门菌生长,肥达反应阳性,外-斐反应阴性。

(4) 皮肤炭疽:有牲畜接触史,病变多见于外露部位,毒血症状轻,无皮疹,血象白细胞总数多增高,取分泌物可查及炭疽杆菌,外-斐反应阴性。

(5) 其他:应注意与疟疾、流行性感冒、败血症、肾综合征出血热等鉴别。

3. 治疗 可给予氯霉素、四环素、多西环素、红霉素等治疗。

临床思维:恙虫病

【流行病学】

恙虫病是由恙虫病立克次体所致的急性自然疫源性传染病,鼠类是主要的传染源,恙螨为传播媒介,病原体从恙螨叮咬处侵入人体,引起全身小血管炎。人类普遍易感,以农民和野外工作者发病率高。

【临床表现】

表现为急起发热、寒战表现皮疹特征性的焦痂与溃疡、周围淋巴结肿大、肝脾肿大。

【实验室检查】

周围血液白细胞数减少为特征,外-斐试验阳性对诊断有帮助。

【并发症】

可出现支气管肺炎、心肌炎、中毒性肝炎、消化道出血等并发症。

【诊断要点】

依靠流行病学资料、临床表现、实验室检查。

1. 流行病学资料 发病前3周内曾否到过流行区,有无户外工作、露天野营或在林地草丛上坐、卧休息等,并注意流行季节。

2. 临床表现 起病急,有高热、皮肤潮红、焦痂或特异性溃疡,淋巴结肿痛、皮疹、肝脾肿大等,尤以发现焦痂或特异性溃疡最具诊断价值。

3. 实验室检查 周围血液白细胞数减少,外-斐实验 OX_k 抗体效价在 1∶160 以上有辅助诊断价值。有条件时可作特异性血清学检查或行小白鼠腹腔接种分离病原体。

【鉴别诊断】

需要与斑疹伤寒、伤寒、钩端螺旋体病进行鉴别。

【治疗】

氯霉素对本病有特效。

1. 一般治疗 卧床休息,进食易于消化的食物,加强护理,注意口腔卫生,定时翻身。多饮水,注意补充足量的水分。高热可用冰敷、酒精等物理措施降温,酌情使用解热药物,但慎用大量发汗的解热药。烦躁不安时可适量应用镇静药物。

2. 病原治疗　氯霉素有特效,服药后体温大多在1~3天内逐渐下降至正常,成人剂量2g/d,儿童25~40mg/(kg·d),分4次口服,也可静脉滴注给药。热退后剂量减半,再用7~10天。可选用多西环素,成人剂量0.2g/d,连服5~7天。其他如罗红霉素、阿奇霉素、红霉素也具有一定疗效,不宜使用四环素族的儿童可选用此类药物。

【实习指导】

1. 掌握恙虫病的流行特征及临床表现。
2. 熟悉恙虫病的实验室检查、诊断、鉴别诊断、治疗原则及预防措施。
3. 了解恙虫病的发病机制。

复　习　题

一、名词解释

1. 恙虫病
2. 外-斐反应

二、填空题

恙螨传播恙虫病的阶段为________,恙虫病的基本病变为________。

三、选择题

1. 下列有关恙虫病的叙述,错误的是(　　)
   A. 致病原为东方立克次体
   B. 焦痂成熟后,才突然出现头痛发热
   C. 经由恙螨成虫叮咬而传染
   D. 以四环素治疗
2. 28岁女性患者,高热1周伴头痛、咽喉肿痛、右腋窝淋巴结肿大。发病前1周左右,曾至山区旅游。住院检查发现右肩背部下有一直径0.5cm大的焦痂,血小板减少,肝功能异常。下列叙述正确的是(　　)
   A. 患者发生恙虫病　　B. 诊断方法是血液的细菌培养
   C. 治疗本病的首选药物是吡喹酮　　D. 可并发肝衰竭或心肌炎
3. 关于恙虫病的预防措施中下列哪项是错误的(　　)
   A. 消灭传染源主要是灭鼠
   B. 患恙虫病者不必隔离,接触不必检疫
   C. 切断传播途径的措施为改善环境卫生除杂草,消灭恙螨孳生地
   D. 在流行区野外工作者应作好个人防护

四、简答题

恙虫病焦痂有什么特点?

五、问答题

为什么恙虫病可有多器官损害?

参考答案

一、名词解释

恙虫病又称丛林斑疹伤寒,是由恙虫病东方立克次体所致的急性自然疫源性传染病,通过恙虫幼虫叮咬传播。临床上以叮咬部位焦痂或溃疡形成、高热、淋巴结肿大、皮疹以及周围血液白细胞数减少等为特征。

二、填空题

幼虫 全身性小血管炎

三、选择题

1. C 2. A 3. E

四、简答题

答题要点:焦痂呈圆形或椭圆形,大小不一,直径在4~10mm,黑色,边缘稍隆起,无渗液。痂皮脱落后,中央凹陷形成溃疡,基底部呈现淡红色肉芽创面。多数患者只有一个焦痂,焦痂多少似与病情严重程度无关。焦痂多见于腹股沟、肛周、会阴、外生殖器、腋窝及腰背等处。

五、问答题

答题要点:病原体从恙螨叮咬处侵入人体,先在叮咬局部组织细胞内繁殖,引起局部的皮肤损害,继而直接或经淋巴系统进入血流,形成恙虫病立克次体血症,血流中的病原体侵入血管内皮细胞和单核/巨噬细胞内生长繁殖,产生毒素,引起全身毒血症状和多脏器的病变。

(刘 浩)

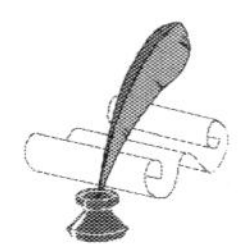

第六章　流行性脑脊髓膜炎

病例 6-1

患者,14 岁,男。维吾尔族,以“发热 3 天、头痛 2 天、意识不清 6 小时”急诊入院。体格检查:T 38.9℃,BP 105/55mmHg,浅昏迷,颈部抵抗,克氏征(+),布氏征(+),前胸皮肤见散在的大小不等的瘀点、瘀斑,压之不褪色。巩膜未见黄染,双侧瞳孔等大等圆,对光反射灵敏。双肺呼吸音粗,心率 100 次/分,律齐,各瓣膜区未闻及病理性杂音。腹部平坦,软,肝、脾肋下未触及肿大。双侧巴宾斯基征未引出。

问题

1. 该患者最可能的诊断是什么？应如何鉴别诊断？

2. 确诊还需做哪些进一步检查？

3. 如何治疗？

参考答案和提示

1. 该患者最可能的诊断是流行性脑脊髓膜炎(流脑),普通型。该患者急性起病,有脑膜刺激征,有皮肤瘀点、瘀斑,故应高度怀疑流脑。应与其他细菌引起化脓性脑膜炎、结核性脑膜炎、败血症等鉴别。

鉴别诊断:

(1) 化脓性脑膜炎:急性起病,高热、寒战、脑膜刺激征等,重者可出现意识障碍,如烦躁不安、昏迷等,也可有休克表现。与流脑比较,无皮肤瘀点、瘀斑,可以此鉴别。

(2) 结核性脑膜炎:慢性起病,表现复杂,可有结核中毒症状,如低热、盗汗、乏力、纳差等。一般有肺结核病史。出现头痛、脑膜刺激征、意识障碍等。病程长者可有颅内高压的表现。脑脊液生化常规检查提示渗出性改变,糖、氯化物降低,蛋白明显升高,脑脊液中白细胞数轻到中度增高,小于 $1.0\times10^9/L$ 多见。可做脑脊液培养及抗酸染色、PPD、ESR 等协助诊断。影像学检测如 CT、MRI 可协助诊断。

2. 进一步检查　应再做脑脊液检查,做生化检查、常规检查及脑脊液培养。如果培养阳性(脑膜炎奈瑟菌)则可确诊。如果生化常规检查提示渗出性改变,糖、氯化物降低,蛋白升高,脑脊液中白细胞数明显增高,则可临床诊断。

3. 治疗　给予大剂量青霉素治疗,适当应用脱水剂。青霉素 20 万 U/(kg·d),静脉滴注;20% 甘露醇 125ml,q6h,静脉滴注。

病例 6-2

患儿,男,7 岁。突起畏寒,高热,烦躁不安 6 小时,体格检查:T 40℃,P 120 次/分,BP 70/60mmHg,神志不清,压眶有反应,瞳孔等大,对光反应存在,全身皮肤满布出血点及大块瘀斑,颈软,克氏征(-),布氏征(-)。血象:WBC 20×10^9/L,N 0.85,L 0.15,尿常规:蛋白(±),镜检(-)。

问题

1. 该患者最可能的诊断是什么?为什么?
2. 还需进一步做哪些检查?
3. 如何治疗?
4. 预后如何?

参考答案和提示

1. 诊断　该患儿最可能的诊断是流行性脑脊髓膜炎,休克型。

依据:该患儿急性起病,高热,休克,有中枢神经系统感染表现,有皮肤大片瘀斑、出血点,应首先考虑流脑休克型。但应与败血症、感染性休克鉴别。后者往往起病急,有高热,可有皮疹,有休克者可出现神志的改变,但脑脊液检查正常。

2. 进一步检查　还需做血培养,脑脊液生化检查、常规检查。

3. 治疗　给予大剂量青霉素治疗20万U/(kg·d),静脉滴注;积极扩容、升压:给予5% $NaHCO_3$、低分子右旋糖酐或血浆、生理盐水等扩容,适当应用血管活性药物。

4. 预后　经过积极救治,该患儿可在一周之内恢复,如果血压、神志改善不明显,则预后可能欠佳。

病例6-3

患者,18岁,男,汉族,大学生。以“发热2天、头痛1天、意识不清半天”急诊入院。体格检查:T 39.4℃,BP 105/55mmHg,浅昏迷,颈部抵抗,克氏征(+),布氏征(+),前胸皮肤见散在的大小不等的瘀点、瘀斑,压之不褪色。巩膜未见黄染,双侧瞳孔等大等圆,对光反射灵敏。双肺呼吸音粗,心率121次/分,律齐,各瓣膜区未闻及病理性杂音。腹部平坦,软,肝、脾肋下未触及肿大。双侧巴宾斯基征未引出。曾在校医室按“上呼吸道感染”治疗1天,效果不明显。

分析

流行性脑脊髓膜炎(简称流脑)系由脑膜炎奈瑟菌引起的中枢神经系统化脓性炎症。临床主要以突起高热,脑膜刺激征,神志改变,皮疹或皮肤瘀点、瘀斑为主要特点。在临床上,如果有高热,神志改变的患者,应考虑中枢神经系统感染的可能,如果有皮疹、瘀斑等则应高度怀疑流脑,可进一步做血常规、血培养、脑脊液生化检查和常规检查、脑CT等来确诊。本例患者以“发热、头痛、意识障碍”起病,有脑膜刺激征、神志改变,故应考虑中枢神经系统感染,因有皮肤瘀点、瘀斑,故应高度怀疑流脑,可做相应检查来确诊。本例患者可临床诊断为流脑,积极治疗后预后良好。

问题

1. 请简述流脑的临床表现。
2. 流脑时患者的脑脊液改变有何特点?
3. 简述流脑的治疗。

临床思维:流行性脑脊髓膜炎

流行性脑脊髓膜炎(epidemic cerebrospinal meningitis)是由脑膜炎奈瑟菌引起的化脓性脑膜炎,主要由飞沫通过空气传播,好发于冬春季,多见于儿童。主要临床表现有发热、头痛、呕吐、皮肤黏膜瘀点、瘀斑及脑膜刺激征。严重患者可发生休克和脑水肿、脑疝。脑脊液呈化脓性改变。

【临床表现】

潜伏期1~7日,一般为2~3日。根据病情轻重分为以下临床类型:

● 普通型

占全部病例的90%左右。按病程发展过程,可分为上呼吸道感染期、败血症期和脑膜炎期三阶段。但三期不易区分,病情亦轻重不一。多数起病急,畏寒、高热、剧烈头痛、频繁呕吐,70%的患者皮肤黏膜有瘀点、瘀斑,少数呈斑丘疹样皮疹。可有颈强直,克氏(Kernig)征与布氏(Brudzinski)征阳性。部分患者有惊厥。婴儿可有前囟饱满或隆起。

● 暴发型

多见于儿童,起病急骤,病情凶险,如不及时抢救,常在24小时内危及生命。按病情特点可分为三型:

1. 败血症休克型　突发高热、寒战,面色发白,四肢发凉。常于12小时内出现遍及全身的广泛瘀点、瘀斑,瘀斑中央皮肤坏死,且迅速扩大融合呈大片瘀斑伴皮下坏死,并迅速出现严重中毒症状和周围循环衰竭症状,四肢厥冷,皮肤发花,脉搏微弱,血压下降,少尿或无尿,甚至昏迷。脑膜刺激征大多缺如,脑脊液大多澄清,仅细胞数轻度升高。血培养脑膜炎奈瑟菌多为阳性。如不早期及时治疗,常死于循环及呼吸衰竭。

2. 脑膜脑炎型　起病急,高热、剧烈头痛、喷射性呕吐,并有烦躁不安及谵妄,可迅速进入昏迷。并可出现频繁惊厥、血压升高、脉搏减慢、肌张力增高等脑水肿、颅压升高症状。脑膜刺激征及病理反射阳性。严重患者可发展为脑疝,出现一侧或双侧瞳孔散大,对光反射迟钝或消失,肌张力增高及呼吸节律改变,并可出现呼吸骤停等。

3. 混合型　兼有上述两型的临床表现,常同时或先后出现,是本病最严重的一型。

● 慢性脑膜炎奈瑟菌败血症

偶见。表现为间歇性发作寒战、发热。发作时可出现瘀点、瘀斑、斑疹、膝、腕关节疼痛等。发热期血培养阳性,但常需多次检查才获阳性。病程可迁延数月。

【诊断要点】

1. 流行病学史　冬春季节发病,当地有本病流行或1周内有与本病患者接触史。

2. 典型临床表现　突起发热,剧烈头痛、喷射性呕吐伴神志改变,皮肤黏膜有瘀点或瘀斑,脑膜刺激征阳性。

3. 实验室检查

(1) 外周血象:外周血白细胞总数及中性粒细胞明显升高。

(2) 脑脊液检查:压力增高,外观混浊或脓样,白细胞数明显增加,以多核细胞为主。生化检查糖和氯化物明显降低，蛋白明显增高。但早期脑脊液改变可不明显，必要时4~8小时后复查。休克型脑脊液可澄清或仅有轻微改变。

（3）细菌检查：瘀点、瘀斑或脑脊液涂片可见革兰阴性双球菌，血液、鼻咽拭子及脑脊液培养可获脑膜炎奈瑟菌。

4. 鉴别诊断　流行性脑脊髓膜炎应与病毒性脑膜炎、结核性脑膜炎、中毒型菌痢，以及肺炎链球菌、流感杆菌、金黄色葡萄球菌、大肠埃希菌等引起的其他化脓性脑膜炎相鉴别。

【治疗原则及方案】

治疗原则依病型不同，合理施治。普通型、慢性败血症型重在合理抗菌药物治疗。暴发型应早期发现，及时诊断，及时抢救治疗。除应用抗生素外，注意纠正微循环障碍，防治休克、弥散性血管内凝血（DIC）、脑水肿和呼吸衰竭等。

1. 普通型流脑的治疗

（1）一般治疗：呼吸道隔离，卧床休息。维持水、电解质平衡。加强护理，保持皮肤清洁，防止瘀斑破溃引起继发感染，保持呼吸道通畅，呼吸困难者应给予吸氧。

（2）对症治疗：发热可用物理降温，烦躁不安或惊厥可给予地西泮（安定）、苯巴比妥、10%水合氯醛等镇静药。呕吐者肌内注射氯丙嗪或甲氧氯普胺。

（3）抗菌治疗

1）首选青霉素G：成人320~400万U，静脉滴注，每6~8小时一次，儿童20万U/（kg·d），静脉滴注，疗程5~7天。

2）第三代头孢菌素：常用头孢曲松：成人2~3g/d，儿童50~100mg/（kg·d），分1~2次静滴；头孢噻肟：成人3~4g/d，儿童100~200mg/（kg·d），分3~4次静脉滴注。疗程5~7天。

3）氯霉素：成人2~3g/d，儿童50~70mg/（kg·d），分3次静脉滴注或口服，疗程5~7天。

4）磺胺类药物：多用于普通型患者。磺胺嘧啶，成人：首次剂量为2g，以后1g，每6~8小时一次，口服；儿童：首剂50mg/kg，以后100~150mg/（kg·d），分4~6次口服。应同时口服等量碳酸氢钠。治疗时应查尿及血常规，注意有无发生血尿和中性粒细胞减少。

（4）降颅压治疗：20%甘露醇每次1~2g/kg，根据病情，每4~8小时静脉滴注1次。

2. 暴发败血症休克型的治疗

（1）病原治疗：同普通型。

（2）补充有效血容量，纠正酸中毒。

（3）解除血管痉挛，改善微循环。

1）山莨菪碱：成人20~40mg/次，儿童每次0.3~2mg/kg，静脉注射，每10~15分钟1次，至面色潮红，四肢温暖。

2）阿托品：成人1~2mg/次，儿童0.03~0.05mg/kg，5~10分钟内静脉滴注。每10~20分钟1次。

3）经上述处理，休克仍未纠正者，可选用：①多巴胺：10~20mg加入10%葡萄糖100ml中静脉滴注，75~100mg/min的滴速，最大剂量可用500mg/min；②重酒石酸间羟胺（阿拉明）：在解痉扩容基础上，可用间羟胺10mg加入10%葡萄糖100ml中静脉滴注。

（4）肾上腺皮质激素：地塞米松：成人10~20mg/d，儿童0.2~0.5mg/（kg·d），分1~2

次静脉滴注,或琥珀酸氢化可的松,成人200~300mg/d,儿童2~4mg/kg,1~2次/天。休克纠正后即可停药。一般治疗2~3日。

(5)强心剂:休克伴心力衰竭者,静脉滴注强心剂如毛花苷C(西地兰)或毒毛花苷K。

(6)肝素:休克早期,试管法凝血时间缩短(8分钟以内)的患者酌情用肝素,1mg/kg(1mg=125U),加入50~100ml液体中静脉滴注,必要时可将首次剂量加入10%葡萄糖20ml中静脉滴注。

3. 暴发型脑膜脑炎型的治疗

(1)病原治疗:同普通型。

(2)降低颅压:20%甘露醇1~2g/kg,根据情况每4~6或8小时一次,静脉快速滴注或推注,可与50%葡萄糖交替使用,每次40~60ml。

(3)肾上腺皮质激素:同败血症休克型。

(4)呼吸衰竭的处理:予以吸氧,洛贝林、尼可刹米等呼吸中枢兴奋剂,同时改善微循环,积极减轻脑水肿,注意患者体位及吸痰,保持呼吸道通畅。出现异常呼吸或缺氧时,立即做气管插管或气管切开,必要时用人工呼吸机。

(5)高热和频繁惊厥者可用亚冬眠疗法,氯丙嗪和异丙嗪各0.5~1mg/kg,肌内注射或静脉注射。同时可给予物理降温。

4. 慢性脑膜炎奈瑟菌败血症的治疗 以抗菌治疗为主,如有脑脓肿应予引流治疗。

复 习 题

一、名词解释

1. 自溶酶
2. 皮肤瘀点、瘀斑

二、选择题

1. 我国流脑发病高峰是( )
   A. 1~2月　B. 2~4月
   C. 5~6月　D. 7~10月
   E. 11~12月
2. 脑膜炎奈瑟菌主要致病因素( )
   A. 内毒素　B. 外毒素
   C. 肠毒素　D. 直接致组织坏死作用
   E. 神经毒素
3. 目前国内流脑流行的主要菌群是( )
   A. A群　B. B群
   C. C群　D. D群
   E. W_{135}群
4. 确诊流脑最重要的依据是( )
   A. 冬春季发病,有皮疹、脑膜刺激征　B. 脑脊液涂片革兰染色发现阴性球菌

C. 脑脊液化脓性改变
D. 血或脑脊液培养阳性
E. 咽拭子培养阳性

5. 流脑的主要传染源是( )
A. 患者
B. 带菌者
C. 隐性感染者
D. 潜在性感染者
E. 受感染的动物

6. 感染脑膜炎奈瑟菌后,最常见的感染类型是( )
A. 隐性感染
B. 出血点型
C. 上呼吸道炎症型
D. 典型化脓性脑膜炎
E. 带菌者

7. 流脑败血症期特征性的表现是( )
A. 高热、头痛
B. 休克
C. 喷射性呕吐
D. 出血性皮疹
E. 烦躁不安、昏迷、抽搐

8. 5岁女孩,畏寒、发热,伴剧烈头痛、喷射性呕吐2天,神志清楚,间有躁动不安,全身有散在性出血点。血压正常,瞳孔等大,对光反应灵敏,颈硬,克氏征(+)、布氏征(+),病理征(-)。诊断为流脑,应属于哪一型?( )
A. 普通型
B. 轻型
C. 暴发型休克型
D. 暴发型脑膜脑炎型
E. 暴发型混合型

9. 暴发型流脑病原治疗首选( )
A. 青霉素
B. 磺胺药
C. 氯霉素
D. 氨苄西林
E. 头孢氨噻肟

10. 关于流脑的皮疹,下列哪项是错误的?( )
A. 流脑的皮疹出现早,起病后不久即可出现
B. 通常为皮肤黏膜的瘀点或瘀斑
C. 可分布于全出现单纯疱疹
D. 部分患者可出现单纯疱疹
E. 皮疹是流脑败血症期特征性体征,见于所有流脑患者

11. 下列检查获阳性结果均有助于流脑的诊断,除外( )
A. 皮肤瘀点培养
B. 血培养
C. 脑脊液培养
D. 咽试子培养
E. 瘀点或脑脊液涂片革兰染色

12. 暴发型脑膜脑炎型流脑的治疗,除抗生素外,治疗的重点是( )
A. 物理降温
B. 必要时气管切开,正压呼吸
C. 兴奋呼吸中枢
D. 肾上腺皮质激素
E. 脱水,减轻脑水肿

三、填空题

1. 流脑脑膜炎期主要病变部位在________和________。
2. 对流脑密切接触者应医学观察________天。

四、问答题

1. 我国流脑流行菌群是什么？其主要致病因素是什么？
2. 暴发型流脑的发病机制是什么？其主要病变部位及特点是什么？
3. 流脑临床分哪几型？普通型流脑的分期是什么？

参考答案

一、名词解释

1. 是脑膜炎奈瑟菌释放并具有自身溶解作用，故临床上采样应及时送检，避免影响检测结果。
2. 细菌侵袭皮肤血管内皮细胞，并释放内毒素，作用于小血管和毛细血管，引起的皮疹。初期鲜红色，后为暗红色，病情严重者瘀斑扩大，中央可有坏死。

二、选择题

1. B 2. A 3. A 4. D 5. B 6. A 7. D 8. A 9. A 10. E 11. D 12. E

三、填空题

1. 软脑膜 蛛网膜
2. 7 天

四、问答题

1. 答题要点：我国流脑流行菌群是 A 群，B 群在非流行期出现，C 群出现散发。其主要致病因素是内毒素。
2. 答题要点：内毒素所致的急性微循环障碍。主要病变部位在蛛网膜和软脑膜。特点是化脓性病变。
3. 答题要点：流脑临床一般可分为四个临床类型，即普通型、暴发型、轻型和慢性败血症型；普通型可分为前驱期（上呼吸道感染期）、败血症期、脑膜炎期和恢复期。

（鲁晓擘）

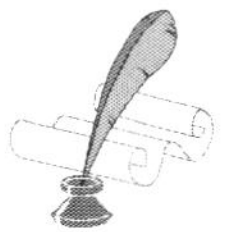

第七章 伤　寒

病例 7-1

患者,男性,25 岁,农民。因“发热 10 天”入院,患者 4 天前不明原因发热,自测体温 37.8℃,近 3 天,体温逐渐上升达 39℃,伴畏寒,无寒战及出汗,食欲明显减退,腹胀,腹泻,每日 3 次稀便。体格检查:T 39.8℃,P 88 次/分,BP 110/70mmHg。神志清,但表情淡漠,反应迟钝。在胸腹部皮肤见 5~6 枚玫瑰疹,压之褪色。心肺无异常,腹软略胀满,肝肋下 2cm,质软,触痛阳性,脾肋下 1cm,右下腹部轻压痛。WBC 3.2×10^9/L。有饮生水习惯。

问题

1. 应考虑什么病?
2. 诊断依据有哪些?
3. 为进一步诊断应做哪些检查?
4. 应与哪些疾病鉴别?
5. 治疗原则?
6. 主要的预防措施有哪些?

参考答案和提示

1. 考虑沙门细菌感染,伤寒可能性大。

2. 诊断依据

(1) 青壮年,夏季发病有饮生水习惯。

(2) 不明原因发热,由低热逐渐变成高热。

(3) 消化道症状,食欲明显减退,腹胀,腹泻稀便。

(4) 循环系统症状,相对脉缓。

(5) 神经系统症状,表情淡漠,反应迟钝。

(6) 肝脾大,右下腹部轻压痛。

(7) 有玫瑰疹。

(8) 血象 WBC 偏低。

3. 进一步检查　尿、便常规及菌培养、肝功能、血心肌酶、肥达反应、血菌培养、骨髓细菌培养等。

4. 鉴别诊断

(1) 病毒感染:如上呼吸道感染,发病较急,常有上呼吸道感染症状,较少有神经系统毒血症状,少有肝脾肿大,没有玫瑰疹,肥达反应与血培养均为阴性。病程一般在 1~2 周内。

(2) 疟疾:发热前常有畏寒与寒战,高热热退时大汗。体温波动大,退热后一般情况好。脾肿大明显,质较硬。可有贫血表现。血片检查可以发现疟原虫。

(3) 钩端螺旋体病:近期有疫水接触史。起病急,伴畏寒发热,眼结膜充血,全身酸痛,腓肠肌痛及压痛,腹股沟淋巴结肿痛。部分病例有黄疸与出血征象,尿少甚至无尿,尿中有蛋白质、红细胞、白细胞与管型。白细胞数上升与核左移,血沉快。血清凝溶试验阳性。

(4) 革兰阴性杆菌败血症:起病急,有发热及全身中毒表现,常伴有寒战、多汗。可早期出现休克,持续较长时间。白细胞总数可正常或略有下降,常伴核左移。可发现胆道、尿路、肠道等处的原发感染灶。血培养可以发现病原菌。

(5) 粟粒性结核病:发热不规则,结核中毒症状明显,痰涂片及培养可获得结核菌,X线检查有助诊断,抗结核病治疗有效。

(6) 恶性组织细胞病:不规则高热,进行性贫血,出血,淋巴结肿大,脾肿大,病情进展较快。外周血象全血细胞减少,骨髓细胞学检查可发现恶性组织细胞。

5. 治疗

(1) 一般治疗:肠道隔离与卧床休息,观察体温、脉搏、血压及大便形状变化以及早发现并发症。必须向患者及家属交代饮食注意事项,应给予易消化少纤维的饮食,注意水、电解质平衡。注意对症处理,勿用强力退热药,禁用泻药,腹胀时禁用新斯的明。毒血症状严重时可用肾上腺皮质激素。

(2) 病原治疗:喹诺酮类为首选,因为对革兰阴性杆菌敏感。其次为氯霉素,注意每个药的副作用。

(3) 并发症的治疗:中毒性肝损害:给予保肝、退黄、对症治疗。肠出血时卧床休息,禁食,输血止血等,内科治疗无效时行手术。肠穿孔时禁食,胃肠减压,注意水、电解质平衡,加强抗感染,控制腹膜炎,及时行手术治疗。中毒性心肌炎时在抗感染情况下用少量肾上腺皮质激素。心衰时强心,利尿。

6. 预防措施

(1) 控制传染源:应早期肠道隔离,患者的大小便、食具、生活用品均消毒处理。饮食行业人员定期检查,及时发现带菌者,带菌者调离饮食服务工作并进行治疗、监督、管理。接触者要进行医学观察23天。有发热者早隔离治疗观察。

(2) 切断传播途径:是本病的关键性措施。做好卫生宣教,搞好粪便、水源和饮食卫生管理,消灭苍蝇。养成良好的个人及饮食卫生习惯,饭前与便后洗手,不吃不洁食物,不饮用生水,生奶。

(3) 提高人群免疫力:易感人群进行预防接种。可用伤寒、副伤寒甲、副伤寒乙三联菌苗,副作用大,目前很少使用。

病例 7-2

患者,女性,35 岁。以“发热 10 天”为主诉于 6 月 5 日入院。患者 10 天前无明显诱因出现发热,开始为低热,38℃左右,伴有乏力,食欲减退,随后体温逐渐升高,5 天后体温达 39.5~40℃,并持续高热,伴有腹部隐痛,大便稀水样,每日 3~4 次,不思饮食,卧床不起,在当地用青霉素和链霉素治疗 3 天无效,并出现明显腹胀,心慌,腹部隐痛明显,大便呈黑色,因病情加重转来我院,门诊以“发热待查”收入院。起病以来无咳嗽、胸痛,无尿频、尿痛,食欲明显下降,无厌油呕吐,小便量正常。无类似患者接触史,常有喝生水习惯,无肝炎、结核等病史。体格检查:T 39.5℃,P 130 次/分,R 24 次/分,BP 110/70mmHg,急性病容,表情淡漠,听力下降,巩膜轻度黄染,皮肤未见出血点,颈部软,淋巴结不大,胸前可见5个直径约2~4mm 的淡红色皮疹,压之褪色。双肺(-),心率 130 次/分,律齐,第一心音低钝,腹部稍胀,右下腹轻度压痛,肝肋下 2cm,剑突下 3cm,质软,脾肋下约 2.5cm,质软,腹部叩诊鼓音,腹水征(-)。化验:血常规:白细胞 $3.2\times10^9/L$,中性粒细胞 0.60,淋巴细胞 0.40,嗜酸粒细胞为 0。肝功能:TBil 37μmol/L,DBil 16μmol/L,ALT 240U/L。HBsAg(-),脑脊液正常。

问题

1. 最可能的诊断是什么?诊断依据有哪些?
2. 为了明确诊断需进一步做哪些检查?
3. 确诊依据是什么?如何进行治疗?
4. 如何预防肠道并发症发生?

参考答案和提示

1. 最可能的诊断 伤寒并发肠出血,中毒性肝损害,中毒性心肌炎。

诊断依据

(1) 流行季节:夏季发病,饮生水。

(2) 持续高热5天以上,消化道症状:有食欲不振,腹胀,有腹泻,黑便;神经系统症状:有表情淡漠,反应迟钝,听力下降;循环系统症状:心慌。

(3) 心率 130 次/分,心律齐,第一心音低顿,肝脾肿大,胸前区有玫瑰疹;巩膜黄染。

(4) 血常规:白细胞和中性粒细胞偏低,嗜酸粒细胞消失。

(5) 肝功能明显损害,HBsAg 阴性。

2. 进一步检查

(1) 病原检查:尿常规,血菌培养,骨髓菌培养。

(2) 肝肾功能及电解质,心肌酶,肥达反应。

(3) 腹部B超,胸片及心电图等。

3. 确诊依据 血培养或骨髓菌培养阳性。

治疗

(1) 一般治疗:卧床休息,观察体温、脉搏、血压及大便形状变化以及早发现并发症。注意饮食,禁食或少量流质饮食,注意水、电解质平衡。对症处理:物理降温,勿用强力退热药,禁用泻药或新斯的明。

(2) 病原治疗:喹诺酮类为首选,其次为氯霉素。

(3) 并发症的治疗:中毒性肝损害:给予保肝、退黄、对症。肠出血时卧床休息,禁食,止血,输血等,内科治疗无效时行手术。中毒性心肌炎时抗感染情况下用肾上腺皮质激素。心衰时强心,利尿。

4. 预防肠道并发症 预防本病出现肠道并发症要注意饮食,在病情好转时绝不暴食,切忌过多饮食,应给予易消化,少纤维的营养丰富饮食。便秘时以生理盐水低压灌肠,禁用泻药。腹胀时给予少糖低脂肪饮食,必要时可用松节油涂腹部及肛管排气,禁用新斯的明。

临床思维:伤寒

【临床类型】

1. 普通型 具有典型临床表现如发热,多为稽留热,消化道症状,神经系统症状明显,相对脉缓,玫瑰疹,肝脾肿大。

2. 轻型 发热38℃左右,病程短,全身毒血症状轻,1~2周内痊愈。

3. 迁延型 起病初与典型伤寒相似,发热持续不退,呈弛张热或间歇热型,热程可迁延1~2月,甚至数月,肝脾肿大明显。常见于合并慢性血吸虫病或其他慢性疾病的患者。

4. 逍遥型 病程轻微,患者可照常工作。部分患者因突然肠出血或肠穿孔而被发现。

5. 暴发型 起病急骤,毒血症状严重,有畏寒,高热,肠麻痹,中毒性脑病,中毒性心肌炎,中毒性肝炎,DIC等表现。如不及时抢救,常在1~2周内死亡。

6. 小儿伤寒 一般年龄越大,临床表现似成人,年龄越小,症状越不典型。多为轻型,病程较短,肠出血、肠穿孔等并发症较少。婴幼儿伤寒常不典型,病情较重。伴有呕吐、惊厥、不规则高热、脉快、腹胀、腹泻等。玫瑰疹少见,白细胞计数常增高,常伴支气管炎或肺炎。

7. 老年伤寒 体温多不高,症状多不典型,易出现虚脱,神经系统及心血管症状严重,易并发支气管肺炎及心功能不全,常有持续的胃肠功能紊乱和记忆力减退,病程迁延,恢复慢,病死率较高。

8. 复发与再燃 复发是指退热后1~2周再次出现临床症状,与初次发作相似,菌培养再度阳性。其原因与病灶内的细菌未完全清除,当机体抵抗力下降时,细菌再度繁殖入血有关。复发的症状轻,病程较短,并发症较少。再燃是指部分患者在进入恢复期前,体温尚未下降至正常时又重新升高,5~7天后正常,血菌培养常阳性。再燃时症状加剧,其原因与菌血症尚未完全控制有关。

【并发症】

1. 肠出血 为常见并发症,多见于病程的第2~3周,出血量可从大便潜血至血便。少量出血可无症状,大量出血时热度下降,脉搏细速,体温与脉搏曲线呈交叉现象,并有头晕,面色苍白,烦躁,冷汗,血压下降等休克表现。有腹泻者并发肠出血机会较多。病程中随意起床活动,饮食中含固体及纤维渣较多,过量饮食,排便时用力过多以及治疗性灌肠等均可为肠出血诱因。

2. 肠穿孔 为最严重的并发症,多见于病程第2~3周。肠穿孔常发生于回肠末端,表现为突然右下腹剧痛,伴有恶心,呕吐,冷汗,脉细数,呼吸促,体温与血压下降,经1~2小时后腹痛及其他症状暂时缓解,不久体温又迅速上升并出现腹膜炎的征象,表现为腹胀,持续性腹痛,腹壁紧张,广泛压痛及反跳痛,肠鸣音减弱至消失,腹腔内有游离气体,X线检查膈下有游离气体。白细胞数增高伴核左移。肠穿孔的诱因与肠出血相同。

3. 中毒性心肌炎 常见于病程第2~3周伴有严重毒血症状者。临床体征为心率加快,第一心音减弱,心律不齐,期前收缩,舒张期奔马律,血压偏低,心电图显示P—R间期延长,

T 波改变,ST 段偏移等。

4. 中毒性肝炎 常见于病程的第 1~2 周。主要特征为肝肿大,可伴有压痛,ALT 升高,少数出现轻度黄疸。随着病情好转,肝肿大及肝功能可于 2~3 周恢复正常。

5. 溶血性尿毒综合征 见于病程的第 1~3 周,约半数发生于第 1 周。主要表现为溶血性贫血和肾功能衰竭,并有纤维蛋白降解产物增加,血小板减少及红细胞碎裂现象。其发生与伤寒病程轻重,患者红细胞 G-6PD 有否缺损以及氯霉素应用无关,可能由于伤寒沙门菌内毒素诱使肾小球微血管内凝血所致。

6. 其他 除上述并发症外,如支气管炎、支气管肺炎、急性胆囊炎、血栓性静脉炎、中毒性脑病、DIC 等也可见到。

诊疗常规

1. 流行病学 夏秋季接触伤寒患者或伤寒慢性带菌者,粪便污染的饮食或物品,或进入伤寒流行疫区后几日至 3 周内发病,有不洁饮食,饮水史。

2. 临床表现 潜伏期多为 1~2 周(3~60 日)。典型伤寒的特点如下:

(1) 高热持续 5 天以上。

(2) 消化系统症状:如纳差、腹胀、腹泻或便秘。

(3) 玫瑰疹:于第 3 病日出现,以躯干上部多见,为色淡红,稍高出皮肤的小形斑丘疹,约 1 周消退。

(4) 肝脾肿大:发热后 1~2 日肝脾轻度肿大,质软。

(5) 相对缓脉:病程至 1 周后可出现相对缓脉或重脉。在心肌受损或内出血休克时可转为心率过速。

(6) 神经系统症状:表情淡漠,意识蒙眬,反应迟钝,听力下降,谵妄。

3. 实验室检查

(1) 常规检查:血常规:白细胞计数正常或减少,中性粒细胞减少,淋巴细胞相对增多,嗜酸粒细胞减少或消失。肠出血者可有贫血。

(2) 细菌培养:为确诊的主要依据。①血培养:在病程第 1~2 周阳性率可达 80%~90%。②尿培养:在病程第 3~4 周时可呈阳性,约 25%。

(3) 免疫学检查:肥达反应(伤寒血清凝集试验)阳性对伤寒和副伤寒有辅助诊断意义,通常在病后 1 周左右出现抗体,第 3~4 周的阳性率可达 70% 以上,约有 10%~30% 患者肥达反应始终为阴性。“O”抗体的凝集效价在 1∶80 及“H”抗体在 1∶160 或以上,可以确定为阳性。慢性带菌者的“Vi”抗体阳性。

复 习 题

一、名词解释

1. 第二次菌血症
2. 复发

3. 再燃
4. 肥达反应
5. 伤寒细胞
6. 相对缓脉

二、填空题

1. 伤寒患者隔离标准为________或________可解除隔离。
2. 伤寒较为常见的严重并发症是________,最严重的并发症是________。
3. 伤寒治疗的首选药物是________。孕妇及儿童首选________类药物,慢性带菌者选用________。
4. 预防伤寒的关键性措施是________。
5. 伤寒患者隔离标准是体温正常后________,或每隔________做粪便培养 1 次,连续________阴性,可解除隔离。
6. 伤寒接触者要进行医学观察________,副伤寒为________。
7. 伤寒的潜伏期为________,平均为________。
8. 伤寒典型临床经过分为________、________、________、________。
9. 伤寒的临床类型有________、________、________、________,________。
10. 伤寒的确诊依据为________和________。
11. 伤寒的病理特点是________。
12. 伤寒病原体培养第 3~4 周阳性率较高的是________和________。

三、选择题

1. 伤寒的病原学下列哪项是错误的?(　　)
   A. 伤寒沙门细菌属于沙门菌中的 D 群
   B. 不形成芽孢,有鞭毛,能运动
   C. 有荚膜
   D. 在普通培养基中能生长,但在含胆汁的培养基中更佳
   E. 不产生外毒素,菌体裂群后释放出内毒素
2. 伤寒患者排菌量最多的时期是(　　)
   A. 起病后第 1 周　　B. 起病后第 2~4 周
   C. 起病前 1 周　　D. 起病后第 5 周
   E. 起病后第 6 周
3. 伤寒暴发流行的主要原因是(　　)
   A. 水源污染　　B. 食物污染
   C. 日常生活接触　　D. 苍蝇传递
   E. 蟑螂
4. 伤寒常用的确诊依据是(　　)
   A. 血培养和骨髓培养　　B. 大便培养
   C. 尿培养　　D. 肥达反应
   E. 胆汁培养

5. 肥达反应阳性率最高的时期是(　　)
A. 病后第 1 周
B. 病后第 3~4 周
C. 病后第 2 周
D. 病前 1 周
E. 病后第 5 周
6. 可用于调查伤寒慢性带菌者的抗体是(　　)
A. H 抗体
B. O 抗体
C. A 抗体
D. B 抗体
E. Vi 抗体
7. 小儿伤寒特点不正确的是(　　)
A. 发热以弛张热为多
B. 胃肠道症状不明显
C. 肝脾肿大较常见
D. 易并发支气管炎
E. 病死率较低
8. 老年伤寒的特点不正确的是(　　)
A. 通常发热不高但易出现虚脱
B. 常可并发支气管肺炎和心力衰竭
C. 持续胃肠功能紊乱
D. 病程迁延,恢复慢
E. 病死率较低
9. 伤寒较为常见的严重并发症是(　　)
A. 肠出血
B. 肠穿孔
C. 中毒性肝炎
D. 中毒性心肌炎
E. 支气管肺炎
10. 伤寒最严重的并发症是(　　)
A. 肠出血
B. 肠穿孔
C. 中毒性肝炎
D. 中毒性心肌炎
E. 支气管肺炎
11. 伤寒首选治疗药物是(　　)
A. 喹诺酮类
B. 氯霉素
C. 头孢菌素类
D. SMZ
E. 氨苄西林
12. 预防伤寒的关键性措施是(　　)
A. 提高人群免疫力
B. 切断传播途径
C. 控制传染源
D. 注射疫苗
E. 饭前与便后洗手
13. 伤寒的潜伏期为(　　)
A. 2~3 天
B. 5~7 天
C. 7~23 天
D. 23~73 天
E. 30 天
14. 对伤寒接触者要进行医学观察(　　)
A. 3 天
B. 7 天

C. 23 天
D. 73 天
E. 4 天

15. 关于伤寒沙门菌的抗原性,下列哪项是错误的?( )
A. 菌体“O”抗原为脂多糖,刺激机体产生特异性 IgM 抗体
B. 鞭毛“H”抗原为蛋白质,刺激机体产生特异性 IgG 抗体
C. 菌体“O”抗原的某些成分为多种沙门菌所共有
D. Vi 抗原与毒力有关,具有抑制吞噬的能力
E. Vi 抗体凝集效价低,慢性带菌者多为阴性

16. 伤寒沙门菌致病的主要因素是( )
A. 内毒素
B. 肠毒素
C. 外毒素
D. 侵袭力
E. H 抗原

17. 伤寒的主要病理改变为( )
A. 全身小血管内皮细胞肿胀、变性、坏死
B. 弥漫性纤维蛋白渗出性炎症
C. 全身单核-吞噬细胞系统的增生性反应
D. 毛细血管感染中毒性损害
E. 肝细胞肿胀,变性

18. 关于伤寒的流行病学史,下列各项中不正确的是( )
A. 患者与带菌者均是传染源
B. 散发病例多因进食污染食物引起
C. 水源污染是引起暴发流行的主要原因
D. 病后免疫力持久,少有第二次发病者
E. 本病终年可见,夏秋季多见

19. 伤寒病变最显著的部位是( )
A. 脾
B. 肝
C. 骨髓
D. 空场和回肠
E. 回肠末端集合淋巴结和独立淋巴结

20. 伤寒回肠末端淋巴组织病变分期中哪项是错误的( )
A. 增生肿胀期
B. 坏死期
C. 炎症期
D. 溃疡形成期
E. 溃疡愈合期

21. 关于伤寒的临床表现,以下哪项是不正确?( )
A. 病程第 1 周,体温呈阶梯型上升
B. 皮疹出现早,以瘀点、瘀班多见
C. 极期可能出现反应迟钝,听力下降,表情淡漠等神经系统症状
D. 可有肝脾大
E. 病程第 2,第 3 周最易发生肠出血,肠穿孔

22. 伤寒玫瑰疹出现于病程的第几天?( )
A. 1~2 天
B. 3~4 天

C. 5~6 天
D. 7~13 天
E. 2 周后

23. 伤寒复发的原因是(　　)
A. 潜伏在病灶内的伤寒沙门菌再度繁殖
B. 潜伏于肠腔内的伤寒沙门菌再次进入血流
C. 菌血症未完全控制
D. 再次感染伤寒
E. 伤寒患者退热后 2~3 周,因其他感染再次出现发热

24. 肥达反应属于(　　)
A. 沉淀反应
B. 直接凝集反应
C. 间接凝集反应
D. 中和试验
E. 补体结合试验

25. 关于伤寒肥达反应,下列哪项是错误的?(　　)
A. 第 2 周出现阳性
B. 第 4 周阳性率可达 90%
C. 第 6 周效价达高峰
D. 病愈后可持续数月之久
E. 有 10%~30% 患者肥达反应始终阴性

26. 伤寒慢性带菌者,器官隐藏细菌最多的是(　　)
A. 肝脏
B. 脾脏
C. 胆囊
D. 肠道淋巴结
E. 肾脏

27. 使用过抗生素,血培养阴性的似诊伤寒患者确诊时应做(　　)
A. 重复血培养
B. 大便培养
C. 肥达反应
D. 骨髓培养
E. 嗜酸粒细胞绝对计数

28. 伤寒与革兰阴性杆菌败血症的主要鉴别点(　　)
A. 长期发热
B. 消化道症状
C. 肝脾大
D. 白细胞计数不升高
E. 中性粒细胞不升高

29. 伤寒患者饮食恢复切忌过急,原因在于(　　)
A. 避免进食污染,造成再次感染
B. 防止胃肠功能紊乱并发腹泻
C. 防止并发肠出血,肠穿孔
D. 患者高热过后体质过虚
E. 以上都不是

30. 有关伤寒的治疗,下列哪项是正确的?(　　)
A. 抗菌药物首选氯霉素
B. 高热不退时宜用发汗退热药
C. 便秘时可用泻剂
D. 合并肠出血时应暂禁食
E. 腹胀明显可用新斯的明及肛管排气

四、简答题

1. 什么是伤寒第一次菌血症?

2. 典型伤寒的极期临床表现有哪些？
3. 简述伤寒的病理特点？
4. 简述伤寒发病机制与临床表现的联系？
5. 简述如何评价伤寒肥达反应的结果？

五、问答题

1. 伤寒与其他发热性疾病如何鉴别？
2. 请详细描述伤寒的治疗要点和注意事项？

参考答案

一、名词解释

1. 伤寒沙门细菌随血流进入肝、脾、胆囊、骨髓等组织器官继续大量繁殖，再次进入血流引起第二次菌血症，释放内毒素，产生临床症状，相当于初期。
2. 少数伤寒患者退热后 1~3 周，临床症状再现，血菌培养再度阳性，称为复发。原因是免疫能力低，潜伏在病灶中巨噬细胞内的伤寒沙门菌繁殖活跃，再次进入血流所致。
3. 部分患者在病后 2~3 周体温开始下降但尚未恢复正常时，体温又在上升，持续5~7 天才降到正常，血菌培养仍可为阳性，再燃时症状加剧，可能与菌血症仍未完全控制有关。
4. 应用伤寒沙门菌“O”与“H ”抗原、副伤寒甲、乙、丙的鞭毛抗原（“A”、“B”、“C”）等五种抗原，通过凝集反应检测患者血清中相应的抗体，对伤寒与副伤寒有辅助诊断价值。
5. 在伤寒中巨噬细胞吞噬伤寒沙门菌、红细胞、淋巴细胞及坏死组织碎片后称伤寒细胞，是相对特征性病变。
6. 随着中毒症状加重，患者的体温升高而脉率未平行增快，称相对脉缓，如高热 40℃，脉搏低于 100 次/分。

二、填空题

1. 体温正常后 15 天　每隔 5 天做粪便培养 1 次连续 2 次阴性
2. 肠出血　肠穿孔
3. 喹诺酮类　第三代头孢菌素　氨苄西林
4. 切断传播途径
5. 15 天　5 天　2 次
6. 23 天　15 天
7. 7~23 天　10~14 天
8. 初期　极期　缓解期　恢复期
9. 普通型　迁延型　逍遥型　轻型　暴发型
10. 血培养　骨髓培养
11. 全身单核-吞噬细胞系统的增生性反应，尤以回肠下段淋巴组织病变最明显
12. 尿培养　粪培养

三、选择题

1. C　2. B　3. A　4. A　5. B　6. E　7. B　8. E　9. A　10. B　11. A　12. B　13. C

14. C 15. E 16. A 17. C 18. B 19. E 20. C 21. B 22. D 23. A 24. B 25. C 26. C 27. D 28. E 29. C 30. D

四、简答题

1. 答题要点:伤寒第一次菌血症:伤寒沙门菌侵入肠黏膜,经淋巴管进入肠道淋巴组织及肠系膜淋巴结继续繁殖,再由胸导管进入血液,引起第一次菌血症,此阶属于潜伏期,患者无症状。
2. 答题要点:
   (1) 发热:高热,稽留热。
   (2) 消化道症状:纳差,腹胀,多有便秘,少数腹泻。
   (3) 神经系统症状:表情淡漠,反应迟钝,听力下降,谵妄。
   (4) 循环系统症状:病程1周后可出现相对脉缓或重脉。在心肌受损或出血、休克时可转为心率过速。
   (5) 肝脾肿大:发热第1周末肝脾轻度肿大,质软。
   (6) 玫瑰珍:多数病程7~13天出现,以躯干上部多见,为色淡红,稍高出皮肤的小丘疹,直径2~4mm,压之褪色,约1周消退。
3. 答题要点:伤寒的主要病理特点为全身单核-吞噬细胞系统的增生性反应,病变最显著的部位在回肠末端集合淋巴结和孤立淋巴结。伤寒回肠末端淋巴组织的病变依次出现增生-坏死-溃疡-愈合变化,是迟发型超敏反应引起的。
4. 答题要点:伤寒发病机制及临床表现:伤寒沙门菌进入小肠生长繁殖,经肠黏膜进入肠道淋巴组织、胸导管入血,引起第一次菌血症,此时无临床症状属潜伏期。在肝、脾、胆囊、骨髓等组织内大量繁殖后再次入血,形成第二次菌血症,并释放内毒素产生临床症状,此期为病程初期。经胆管进入肠道的伤寒沙门菌再次接触肠壁淋巴组织,使原已致敏的淋巴组织发生严重的炎症反应而产生溃疡、坏死,导致肠出血或肠穿孔,此期为极期。当机体将伤寒沙门菌杀灭,病程进入恢复期。
5. 答题要点:肥达反应(伤寒血清凝集试验)对伤寒有辅助诊断意义:①在病后1周出现抗体,第3~4周达70%以上,但约有10%~30%患者肥达反应始终为阴性;②"O"抗体效价在1∶80及"H"抗体在1∶160或以上,可以确定为阳性,有辅助诊断价值;③若只有"O"抗体上升,而"H"抗体不上升可能是发病早期;若只有"H"抗体上升而"O"抗体不上升可能是不久前患过伤寒或经伤寒沙门菌苗预防接种,或其他发热疾病所致的非特异性回忆反应;④部分疾病如急性血吸虫病、败血症、结核病、风湿病、溃疡性结肠炎等,可以出现假阳性反应;⑤沙门菌D群与A群有部分共同抗原,后者的感染可以产生"O"与"H"的交叉反应;⑥部分伤寒患者肥达反应有假阴性结果。因此肥达反应对诊断伤寒有帮助,但不能作为确诊的唯一依据。

五、问答题

1. 答题要点:伤寒与其他发热性疾病的鉴别:
   (1) 病毒感染:如上呼吸道感染,发病较急,上呼吸道感染症状,一般无神经系统毒血症状、无肝脾肿大及玫瑰疹,肥达反应与血培养均为阴性。病程自限,1~2周内恢复。
   (2) 疟疾:典型的寒战、高热、大汗表现。退热后一般情况好,脾肿大明显,可有贫血表现。血片检查可以发现疟原虫。

(3) 钩端螺旋体病:近期有疫水接触史。起病急,高热、眼红(结膜充血)、全身痛及腓肠肌痛,腹股沟淋巴结肿痛。部分病例出现黄疸、肾功能衰竭表现。白细胞数增高与核左移,血沉快,血清凝溶试验阳性。

(4) 革兰阴性杆菌败血症:起病急,寒战、发热及全身中毒表现,常出现冷休克表现。白细胞总数可正常或略有下降,常伴核左移。可发现原发感染灶。血培养可以发现病原菌。

(5) 粟粒性结核病:高热、结核中毒症状明显,有咳嗽、咳痰等呼吸道症状,痰涂片及培养可发现结核菌,X 线检查有助诊断,抗结核治疗有效。

(6) 恶性组织细胞病:不规则高热、进行性贫血、出血、淋巴结肿大、脾肿大,病情进展较快。全血细胞减少,骨髓细胞血检查可以发现恶性组织细胞。

(7) 布氏菌病:为人畜共患疾病。有羊、牛密切接触史或饮生奶史。多缓慢起病,以发热(典型为波浪热)、多汗、乏力、关节炎、睾丸炎、神经痛等为主要表现。白细胞正常或略降低,分类淋巴细胞增高,布氏杆菌凝集试验阳性,有助于诊断。骨髓、血菌培养出布氏杆菌阳性可确诊。

(8) 黑热病:由杜氏利什曼原虫感染所致的慢性地方性寄生虫病。患者、病犬等为传染源,通过白蛉叮咬传播。临床以长期不规则发热、消瘦、脾脏进行性肿大,伴有全血细胞减少,血浆球蛋白增多为特征。骨髓、淋巴结或脾脏穿刺涂片找到利什曼原虫可确诊。

2. 答题要点:伤寒的治疗要点及注意事项:

(1) 一般治疗:肠道隔离,休息,给予少渣、易消化的食物,维持水、电解质平衡。

(2) 对症治疗:高热时物理降温,勿用强力退热药。便秘时禁用泻药。腹胀时禁用新斯的明。毒血症状严重时可用小剂量肾上腺皮质激素,疗程不超过 3 天。

(3) 病原治疗:喹诺酮类为首选,用氧氟沙星、环丙沙星等;其次为氯霉素,但注意氯霉素有骨髓抑制的副作用。孕妇、儿童可选用第三代头孢菌素类,慢性带菌者选用氨苄西林。

(4) 并发症的治疗:中毒性肝损害:给予护肝治疗。肠出血时卧床、暂禁食、止血、输血等,内科治疗无效时行手术。肠穿孔时禁食、胃肠减压、加强抗菌药物治疗,尽早手术治疗。中毒性心肌炎时可小剂量用肾上腺皮质激素。心衰时强心、利尿。

(5) 慢性带菌者的治疗:据药敏试验结果选用有效抗菌药物,疗程要长,连用 4~6 周。必要时可切除胆囊。

(沙尼亚·尼亚孜)

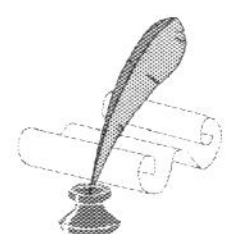

第八章　细菌性痢疾

病例 8-1

患者,女性,5 岁半,发热伴腹泻一天,2 小时前发作惊厥一次。一天前开始发热 39℃,微感咽痛,不咳嗽,无吐泻,查 WBC 19.3×10^9/L,认为上呼吸道感染,静脉滴注青霉素及氨苄西林等,体温不退,发病 20 小时左右开始腹泻,约 20~30 分钟一次大便,量少,黄色黏液便,有脓血,呕吐 1 次,为胃内容物。查大便常规,见白细胞 10~15 个/HP,红细胞 0~1 个/HP,口服头孢拉定、庆大霉素及补液盐,服药后病情无好转。入院前 2 小时突然惊厥一次,表现为双目上翻,四肢强直、抖动,口周青紫、意识丧失,持续 15 分钟左右,经针刺人中,肌内注射鲁米钠(量不详)缓解,止抽后一直昏迷,给予 5% 葡萄糖 500ml+头孢曲松钠 1g,5% 碳酸氢钠 40ml 静脉滴注,转入院。入院时,碳酸氢钠尚未滴完,抽搐前尿量不少,抽搐后未见排尿。发病前无不洁饮食史,既往无高热惊厥史。

体格检查:T 38℃,P 160 次/分,R 22 次/分,BP 80/50mmHg,体重 18kg。急性病容,面色略灰,昏睡,神志不清,压眶有反应,不能应答。口腔黏膜光滑,咽微充血,四肢末端发凉、发绀。心率 160 次/分,律齐,心音尚有力,双肺呼吸音清,腹平软,肝脾未触及,肠鸣音活跃。膝反射、跟腱反射未引出,颈无抵抗,克氏征和布氏征(-),双侧巴氏征(+).

化验:Hb 109g/L,WBC 23.4×10^9/L,中性杆状核 0.08,中性分叶核 0.7,淋巴细胞 0.22,PLT 110×10^9/L,便常规:黄色黏液便,WBC 30~40 个/HP,RBC 3~8 个/HP

问题

1. 本病诊断?
2. 诊断依据?
3. 进一步确诊需要的检查项目?
4. 主要鉴别诊断?
5. 治疗方案、治疗措施和治疗依据?
6. 预后如何?
7. 主要预防措施?

参考答案和提示

1. 诊断　中毒型细菌性痢疾(混合型)。

2. 诊断依据

(1) 起病急,高热,起病 20 小时才出现腹泻、脓血便。

(2) 惊厥一次,抽搐后一直昏睡,神志不清(脑型表现),深、浅反射未引出,双侧巴氏征(+),肢端凉,发绀,心率快,血压低(休克型表现)。

(3) 大便常规 WBC 30~40 个/HP,血 WBC 增高伴核左移。

3. 进一步确诊需要做检查项目

(1) 大便细菌培养+药敏试验。

(2) 血生化:电解质、CO_2CP、Ca^{2+}。

4. 鉴别诊断

(1) 高热惊厥。

(2) 流行性乙型脑炎或病毒性脑炎。

(3) 急性肠炎、结肠炎。

(4) 其他腹泻:阿米巴痢疾,肠套叠。

(5) 感染性休克。

5. 治疗原则

(1) 防治循环衰竭:扩充血容量,纠正酸中毒;调整血管舒缩功能;肾上腺皮质激素应用。

(2) 降温止惊。

(3) 防止脑水肿及呼吸衰竭。

(4) 抗菌治疗。

(5) 对症治疗:降温,吸氧,保持呼吸道通畅等。

6. 预后　本病起病迅速,病情凶险,病死率较高。

7. 主要预防措施　应采取以切断传播途径为主的综合措施:①管理传染源;②切断传播途径;③保护易感人群。

病例 8-2

患儿,男性,5 岁。因“高热伴神志不清 1 天”于 8 月 28 日入院。近日突起发热,体温 39℃,伴头痛,无呕吐、烦躁及神志不清,当地测血压 50/40mmHg,给青霉素及升压药治疗,病情未见好转。以往体健,周围无类似疾患。

体格检查:T 40℃,P 118 次/分,R 32 次/分,BP 40/30mmHg,神志欠清,浅昏迷,皮肤未见出血点及瘀斑,皮肤发花,颈软无抵抗感,心率 118 次/分,律齐,两肺清晰,腹部稍胀气,肝脾未扪及,压下腹有痛苦表情,肠鸣音存在,克氏征和布氏征(-),双膝反射可引出。

实验室检查:WBC 24×10^9/L,N 0.84,L 0.16。

问题

1. 本例应考虑哪些诊断可能性最大?

2. 应进一步做哪些检查?

3. 应采取哪些治疗措施?

参考答案和提示

1. 诊断为中毒型细菌性痢疾(休克型)。

2. 需做检查　大便培养+药敏;血生化:电解质、CO_2CP、Ca^{2+}。

3. 治疗措施

(1) 防治循环衰竭：扩充血容量；纠正酸中毒；调整血管舒缩功能；肾上腺皮质激素应用。

(2) 降温止惊。

(3) 抗菌治疗。

(4) 对症治疗：降温，吸氧，保持呼吸道通畅等。

病例 8-3

患儿，男，7 岁。因"高热 3 小时抽搐 1 次"于 2002 年 7 月 20 日下午 9 时急诊入院。患儿于当日上午在街上吃了两块西瓜，中午饮食如常，下午 6 时开始发热，头痛，且呕吐 2 次，为胃内容物，每次约 200ml，即转当地就诊。测体温 39.8℃，口服退热药后又呕吐一次，病情加重，抽搐一次，抽搐时双眼上翻，四肢及面部抽动，口唇发紫，约 2~3 分钟后抽搐停止，即送我院诊治。发病以来，有小便。病前体健，无重大传染病史。

体格检查：T 40.7℃，BP 120/70mmHg，脉搏细速，发育营养良好，神志不清，精神萎靡，躁动，急性重病容，呼吸深快，无皮疹，口唇及肢端轻度发绀，双侧瞳孔等大，对光反射(+)，颈软，双肺呼吸音清晰，心率 140 次/分，律齐，心音低钝，无杂音，腹软，肝脾未扪及，四肢皮温好，腱反射存在，皮肤无感染病灶。颈无抵抗，克氏征和布氏征(-)，双侧巴氏征(+)。血常规：Hb 120g/L，WBC 28×10^9/L，N 0.87，L 0.13。

问题

1. 本例的诊断？

2. 还需做哪些检查以助诊断？

3. 治疗原则是什么？

参考答案和提示

1. 诊断为中毒型细菌性痢疾(脑型)。

(1) 7 岁男孩，夏季发病，有不洁饮食史。

(2) 发热，头痛，呕吐 2 次，抽搐一次。

(3) 体格检查：T 40.7℃，BP 120/70mmHg，神志不清，精神萎靡，躁动，急性重病容，呼吸深快，双侧瞳孔等大，对光反射(+)，颈软，心率 140 次/分，律齐，心音低钝，无杂音，腹软，四肢皮温好，腱反射存在，颈无抵抗，克氏征(-)，布氏征(-)，双侧巴氏征(+)。

(4) 血常规：Hb 120g/L，WBC 28×10^9/L，N 0.87，L 0.13。

2. 需做检查　大便培养+药敏；血生化：电解质、CO_2CP、Ca^{2+}。

3. 治疗措施

(1) 降温止惊。

(2) 防止脑水肿及呼吸衰竭。

(3) 抗菌治疗。

(4) 对症治疗：降温，吸氧，保持呼吸道通畅等。

临床思维:细菌性痢疾

细菌性痢疾(简称菌痢)的潜伏期为数小时到7天。

【分型】

1. 普通型(典型菌痢) 全身症状:起病急,高热可伴寒战;消化道症状:腹痛、腹泻、里急后重(肛门刺激征);腹泻特点:大便次数10次以上/日,大便量少,大便性状为黏液便或黏液脓血便;腹部体征:左下腹压痛,肠鸣音亢进。

病程:治疗干预早,7天左右恢复。少数迁延为慢性。

2. 轻型(非典型菌痢) 全身症状轻,低热或不发热,消化道症状轻,无里急后重。

腹泻特点:数次/日,黏液稀便。腹部体征:左下腹可有轻度压痛。

病程:经治疗3~7天痊愈,可转变为慢性。

3. 中毒型 多见于儿童

(1) 严重毒血症、休克和(或)中毒性脑病为主要表现。

(2) 特点:急骤高热,神经精神症状(委靡、嗜睡、昏迷或抽搐),肠道症状轻,较长时间后才出现腹泻,呼吸、循环衰竭,死亡的发生率高。

(3) 分型

1) 休克型——周围循环衰竭型,感染性休克表现。

2) 脑型——呼吸衰竭型脑炎,呼吸衰竭表现。

3) 混合型——包括休克和呼吸衰竭表现,最凶险,死亡率高。

4. 慢性菌痢 急性菌痢病程超过2个月病情未愈者。表现为反复腹痛、腹泻,大便有黏液或脓血,伴乏力、营养不良及贫血等;感染中毒症状轻或无。

【实验室检查】

1. 血常规 急性期白细胞增高,中性粒细胞增高。慢性期可有贫血。

2. 大便常规 大便为黏液便或脓血便,镜检有大量脓细胞、白细胞、红细胞,有巨噬细胞有助于诊断。

3. 大便培养 培养出痢疾杆菌即可确诊。

【诊断要点】

1. 夏秋季多发。

2. 临床表现 急性期:发热、腹痛、腹泻、里急后重及黏液脓血便;慢性菌痢:急性菌痢史,病程2个月以上;中毒型:多见于儿童,高热、惊厥,意识障碍及循环、呼吸衰竭,消化道症状轻。

3. 实验室资料

(1) 大便常规——多量白细胞、脓细胞、红细胞。

(2) 大便培养——培养出痢疾杆菌即可确诊。

注:中毒型菌痢应及时用直肠拭子采便或盐水灌肠取便送检。

【鉴别诊断】

1. 菌痢和肠炎的鉴别

（1）菌痢：大便量少，为脓血黏液便。镜检可见成堆脓细胞，其中有红细胞及巨噬细胞。脓细胞常在10个以上/HP。可见分散的红细胞，大便培养分离出致病菌对诊断及指导治疗都有重要价值。

（2）急性肠炎：多为稀便，白细胞一般少于10个/HP，分散存在，无红细胞。细菌检查可明确诊断。

2. 阿米巴痢疾（又称肠阿米巴病） 以暗红色果酱样便或血便、有腥臭味为特征，无里急后重，少有发热及感染中毒症状。大便镜检红细胞多，有夏-雷晶体，找到溶组织阿米巴滋养体可确诊。

3. 沙门菌肠炎 鼠伤寒沙门菌、肠炎杆菌等常为其病原，胃肠型主要临床症状同急性非典型菌痢相似，但粪便多样化，粪便培养可分出沙门菌或从该病的败血症型患者血中培养出致病菌。

4. 霍乱 病前一周来自疫区，或者与本病患者及其污染物有接触史。突然起病，先泻后吐，常无发热恶心腹痛等症状，大便呈米泔样或清水样。可致脱水甚至外周循环衰竭。化验血液浓缩，大便镜检粪便或呕吐物中检出霍乱弧菌。

5. 空肠弯曲菌肠炎 该病于发达国家发病率高，甚至超过菌痢，主要临床表现与菌痢类似，尚伴咽痛、肌痛、关节痛、背痛等症状。粪便在微需氧或厌氧环境中培养可检出该菌，或者双份血清特异性抗体效价增长4倍以上，有诊断价值。

6. 病毒性肠炎 多由轮状病毒、Norwalk病毒致急性肠道感染，有其自限性，消化道症状轻，粪便镜检无特殊，电镜或免疫学方法查及病毒或病毒颗粒可确诊，双份血清特异性抗体效价4倍以上增长有诊断意义。

7. 急性菌痢应同肠套叠、耶尔森菌病、产肠毒性大肠埃希菌肠炎、类志贺毗邻单胞菌腹泻、亲水单胞菌腹泻等疾患相鉴别。

【治疗要点】

1. 一般治疗和对症治疗 少渣易消化流质或半流质饮食，保证水、电解质平衡，脱水者及时补充之。腹痛明显者可给予解痉药，如颠茄片、阿托品。高热用退热剂等。中毒症状重者可酌情用肾上腺皮质激素。

2. 抗菌治疗

（1）喹诺酮类药物：如诺氟沙星、环丙沙星、左氧氟沙星等，注意可引起胃肠道不良反应，儿童及孕妇不宜首选。

（2）复方新诺明：部分病人有效，注意磺胺过敏者忌用。

（3）利福平、甲硝唑、庆大霉素、阿米卡星等。

诊疗常规

（一）中毒型细菌性痢疾

1. 诊断要点

（1）2~7岁的小儿，夏秋季节发病，病前一周内有不洁饮食或与患者接触史。

(2) 突起高热,有休克、反复惊厥和(或)脑病表现。

(3) 黏液脓血的粪便,镜检可见较多白细胞或成堆脓细胞,少量红细胞和巨噬细胞。

(4) 外周血象白细胞总数和中性粒细胞多增加。

(5) 便培养检出痢疾杆菌即可确诊。

2. 中毒型菌痢应与下列病症相鉴别

(1) 高热惊厥:多见于婴幼儿,既往多有高热惊厥且反复发作史,常可寻找出引起高热惊厥的病因及诱发因素,退热处理后惊厥即随之消退。

(2) 中毒性肺炎:病前多有受凉史,感染性休克肺炎症状与体征出现较早,胸部X线片提示肺部感染证据。无典型肠道感染的临床表现。粪便(包括肛拭)检查无特殊发现。

(3) 流行性乙型脑炎(简称乙脑):夏秋季节发生的中毒性菌痢需同乙脑鉴别。在蚊虫叮咬季节发病或一月内到过乙脑流行区。急性起病,发热、头痛、喷射性呕吐、嗜睡,伴有脑膜刺激症状。高热2~3天后出现不同程度的意识障碍,如昏迷、惊厥、抽搐、肢体痉挛性麻痹等,甚至呼吸循环衰竭。无肠道症状。乙脑病毒特异性抗体IgM阳性有诊断价值。

(4) 脑型疟疾:需与脑型中毒型菌痢相鉴别。来自疫区,结合发病季节,以间歇性突发性寒战、发热、出汗后退热的临床特征,血片或骨髓片中找到疟原虫可确诊。

3. 治疗方案

(1) 抗菌治疗:有效的抗菌药物静脉滴注给药。

(2) 抗休克治疗

1) 扩充血容量:早期应快速输液,以迅速补充血容量。低分子右旋糖酐10~15ml/kg及5%碳酸氢钠5mg/kg,于1/2~1h静脉推注,以后则用1/2张含钠液(生理盐水与葡萄糖各半),按30~50ml/kg静脉快速滴注,6~8h滴完。如果血压不回升,可静脉滴注甘露醇(20%)每次1g/kg,可以吸收组织间隙液体,起到扩容作用,也可以防止脑水肿的发生。

2) 血管活性药物:中毒型菌痢主要为高阻低排性休克,宜采用山莨菪碱0.5~1mg/kg,成人20~40mg,静脉推注,每5~15min一次。可以对抗乙酰胆碱及扩张血管的作用,直至面色变红、四肢转暖、呼吸好转、血压回升,可暂时停用。如用药后效果不佳,可以改用酚妥拉明加去甲肾上腺素静脉滴注,或用异丙肾上腺素0.1~0.2mg加入5%葡萄糖液200ml内静脉滴注,可以加强心肌收缩力,对一些高阻低排的休克有一定效果。

3) 脑水肿:当患者频繁惊厥,昏迷加深,呼吸不规则,口唇发绀,应及时采用20%甘露醇或25%山梨醇,每次1.5~2g/kg,静脉推注每6~8h一次。同时给予地塞米松静脉滴注,限制钠盐摄入,对控制脑水肿有一定作用。

4) 降温、给氧:发热患者应给予物理降温,可以降低氧耗和减轻脑水肿。对于高热及频繁惊厥患者可以短暂给予冬眠合剂氯丙嗪及异丙嗪各1~2mg/kg,肌内注射,可以加强物理降温的效果。

(二) 慢性细菌性痢疾

1. 诊断要点

(1) 有急性菌痢病史,病程超过2个月,在某些诱因如受凉、劳累后反复发作。

（2）表现为反复腹痛、腹泻，大便有黏液或脓血，伴乏力、营养不良及贫血等；感染中毒症状轻或无。

（3）急性发作时白细胞及中性粒细胞增高；可有 Hb 降低。

2. 鉴别诊断　注意与慢性非特异性溃疡性结肠炎、结肠癌等疾病鉴别。

3. 治疗要点

（1）一般治疗：全身治疗，避免诱因，少渣易消化营养丰富饮食，治疗并存慢性病。

（2）病原治疗：最好根据菌培养药敏试验选择用抗菌类药物，联合 2 种不同类型抗菌类药物，如喹诺酮类加第二代头孢菌素或氨基苷类抗菌类药物。

（3）对症治疗：解痉药物、恢复肠道正常菌群药物等。

复　习　题

一、名词解释

1. 细菌性痢疾
2. 中毒型细菌性痢疾

二、填空题

1. 细菌性痢疾病变以________和________为重。
2. 细菌性痢疾临床表现：________、________、________、________。
3. 中毒型细菌性痢疾临床分型________、________、________。

三、选择题

【A1 型题】

1. 细菌性痢疾的病原体属于(　　)
   A. 志贺菌属　　B. 沙门菌属
   C. 弧菌属　　D. 弯曲菌属
   E. 螺旋菌属
2. 细菌性痢疾散发流行的主要途径是(　　)
   A. 集体食堂食物被污染造成经口感染
   B. 井水、池塘或供水系统被污染造成经口感染
   C. 健康人的手或蔬菜、瓜果等食物被污染造成经口感染
   D. 与患者密切接触经呼吸道传染
   E. 接触患者的血液经伤口感染
3. 痢疾杆菌的主要致病因素是(　　)
   A. 吞入细菌数量　　B. 外毒素
   C. 神经毒素　　D. 侵袭力和内毒素
   E. 肠毒素
4. 细菌性痢疾的主要病变部位位于(　　)
   A. 回肠末端　　B. 乙状结肠与直肠

C. 升结肠
D. 降结肠
E. 累及整个肠道

5. 目前菌痢的病原治疗首选(　　)
A. 氯霉素
B. 四环素
C. 磺胺药
D. 氟喹诺酮类
E. 呋喃唑酮

6. 细菌性痢疾的主要预防措施是(　　)
A. 隔离及治疗现症患者
B. 流行季节预防服药
C. 及时发现、治疗带菌者
D. 口服痢疾活菌苗
E. 切断传播途径

7. 菌痢的确诊依据是(　　)
A. 粪培养阳性
B. 粪检有巨噬细胞
C. 粪便免疫学检查抗原阳性
D. 粪便镜检有大量脓细胞
E. 典型菌痢临床症状

8. 关于痢疾杆菌,下列哪项是正确的?(　　)
A. 为革兰阴性杆菌,有鞭毛
B. 可在普通培养基上生长,为需氧菌
C. 在外界生存时间甚短
D. 对理化因素抵抗力强
E. 产生外毒素和内毒素

9. 痢疾杆菌致病作用的决定因素是(　　)
A. 内毒素
B. 肠毒素
C. 神经毒素
D. 细胞毒素
E. 侵袭作用

10. 菌痢急性期的基本病变是(　　)
A. 全身小血管内皮细胞肿胀,血浆渗出
B. 肠黏膜弥漫性纤维蛋白渗出性炎症
C. 肠黏膜水肿、增厚、溃疡形成
D. 肠壁形成口小底大的烧瓶样溃疡
E. 嗜酸性肉芽肿的形成

11. 慢性菌痢是指菌痢的病程超过(　　)
A. 1个月
B. 2个月
C. 3个月
D. 4个月
E. 6个月

12. 鉴别细菌性痢疾和阿米巴痢疾最可靠的依据是(　　)
A. 潜伏期的长短
B. 毒血症状的轻重
C. 大便常规发现红细胞的多少,是否有吞噬细胞或夏-雷结晶
D. 大便检出病原体
E. 抗生素治疗是否有效

13. 下列各项中,对于中毒性痢疾脑型和乙脑的鉴别最有意义的是(　　)
A. 起病急骤
B. 大便检查有无炎性成分

C. 高热、昏迷、抽搐　D. 早期休克
E. 呼吸衰竭

【A2 型题】

1. 男,20 岁,急起腹泻 1 天,水样便,共 10 次,伴轻度腹痛及里急后重感,呕吐 2 次,体查:体温 38.5℃,血压 100/70mmHg,血常规:WBC $16.2\times10^9/L$,N 0.80,L 0.20,大便为黄色黏液便,镜检:RBC 2~4 个/HP,WBC(+)/HP,发现阿米巴原虫,诊断应考虑(　　)
A. 阿米巴痢疾　B. 细菌性痢疾
C. 霍乱　D. 伤寒
E. 细菌性食物中毒
2. 女,30 岁,干部,反复腹痛、腹泻 3 年,发作时每天大便 5~6 次,常有黏液及脓血,间歇期有便秘,伴全身乏力,体查:轻度贫血貌,左下腹可扪及条索状包块,大便镜检:RBC 0~6 个/HP,WBC(+)/HP,脓球偶尔成堆,最可能的诊断是(　　)
A. 急性菌痢　B. 结肠癌
C. 慢性血吸虫病　D. 肠结核
E. 慢性菌痢
3. 中毒性菌痢的临床特征哪项除外(　　)
A. 急性高热,反复惊厥,昏迷　B. 腹痛、腹泻明显
C. 迅速发生休克,呼吸衰竭　D. 大便常规检查发现大量炎性细胞
E. 脑脊液化验正常
4. 中毒性痢疾的临床特征,下列哪项是错误的(　　)
A. 急性高热,惊厥,昏迷　B. 迅速休克与呼吸衰竭
C. 腹痛、腹泻轻,肠道症状可不明显　D. 大便常规正常,脑脊液化验正常
E. 多发生在儿童
5. 下列哪项不是痢疾杆菌产生的毒素(　　)
A. 神经毒　B. 内毒素
C. 细胞毒　D. 肠毒素
E. 肝毒素
6. 4 岁儿童,因高热 10 小时,2 小时前发生惊厥急诊来院,体温 40.3℃,呼吸 42 次/分,面色苍白,四肢发凉,皮肤有“花纹”,血象 WBC $18.0\times10^9/L$,N 0.86,L 0.14,做下列哪项检查最有助于早期诊断(　　)
A. 脑脊液检查　B. 血培养
C. 胸部 X 线检查　D. 生理盐水灌肠液镜检
E. 粪便培养
7. 4 岁患儿,于夏季高热 8 小时,抽搐 2 小时,呕吐一次,体温 40℃,血压 46/18mmHg,昏睡状,面色苍白,腮腺不大,四肢紧张,肢冷,腱反射亢进,皮肤花纹状,心肺腹未见异常,周围血象 WBC $18\times10^9/L$,N 0.86,L 0.14,粪便镜检:WBC 2~8 个/HP,应首选考虑(　　)
A. 流行性乙型脑炎　B. 中毒型菌痢
C. 腮腺炎脑炎　D. 脑型疟疾

E. 流行性脑脊髓膜炎

【A3 型题】

问题 1~3

男,18 岁,中学生,8 月 2 日急性起病,高热 4 小时,大便水样泻 2 次来院急诊。体查:体温 39.5℃,面色苍白,四肢冷,脉搏细速,神志模糊,血压 75/60mmHg,血象 WBC 25.0×10^9/L,N 0.85,L 0.15。

1. 最可能的诊断是(　　)
   A. 流行性乙型脑炎　　B. 霍乱
   C. 中毒型菌痢　　D. 败血症
   E. 脑型疟疾
2. 为迅速明确诊断,立即进行的检查是(　　)
   A. 血液中找疟原虫　　B. 血培养+药敏
   C. 脑脊液常规　　D. 粪便常规检查
   E. 血液生化检查
3. 此例患者应立即进行的处理是(　　)
   A. 积极物理降温　　B. 镇静
   C. 扩容+抗菌药的应用　　D. 血管活性药物的应用
   E. 激素解毒

【B1 型题】

问题 1~3

A. 急性普通型　　B. 中毒型休克型
C. 中毒型脑型　　D. 慢性急性发作型
E. 慢性隐匿型

下列病例属于菌痢的哪一型

1. 急起腹痛、腹泻、脓血便,无发热,有慢性腹泻史(　　)
2. 急起畏寒发热、腹痛、腹泻、脓血便(　　)
3. 急起高热,面色苍白,四肢厥冷及发绀、脉细、尿少(　　)

问题 4~7

A. 细菌性痢疾　　B. 阿米巴痢疾
C. 两者均是　　D. 两者均不是

4. 有腹痛,腹泻,黏液便及腹部压痛(　　)
5. 乙状结肠镜检可见肠黏膜有散在性深切的溃疡(　　)
6. 乙状结肠镜检见结肠黏膜弥漫性充血、水肿、浅溃疡(　　)
7. 大便有黏液及血液,镜检可见红细胞、白细胞(　　)

四、简答题

1. 菌痢的临床表现特点是什么?
2. 如何诊断菌痢?

五、问答题

1. 中毒型细菌性痢疾的治疗要点是什么？
2. 中毒型细菌性痢疾的鉴别诊断？

参考答案

一、名词解释

1. 是由痢疾杆菌引起的一种假膜性肠炎，以大量纤维素渗出形成假膜为特征。病变多发生于结肠。
2. 起病急，全身症状重，而肠道病变轻微。出现中毒性休克或呼吸衰竭。

二、填空题

1. 乙状结肠　直肠。
2. 腹痛　腹泻　大便次数增多　里急后重等症状
3. 混合型　脑型　休克型

三、选择题

【A1 型题】

1. A　2. C　3. D　4. B　5. D　6. E　7. A　8. E　9. E　10. B　11. B　12. D　13. B

【A2 型题】

1. B　2. E　3. B　4. D　5. E　6. D　7. B

【A3 型题】

1. C　2. D　3. C

【B1 型题】

1. D　2. A　3. B　4. C　5. B　6. A　7. C

四、简答题

1. 答题要点：全身症状：起病急，高热可伴寒战；消化道症状：腹痛、腹泻、里急后重（肛门刺激征）；腹泻特点：大便次数 10 次以上/日，黏液脓血便。腹部体征：左下腹压痛，肠鸣音亢进。中毒型：多见于儿童，严重毒血症、休克和（或）中毒性脑病为主要表现，肠道症状轻，较长时间后才出现腹泻。呼吸、循环衰竭，死亡的发生率高。
2. 答题要点：
   (1) 夏秋季多发。
   (2) 临床表现：急性期：发热、腹痛、腹泻、里急后重及黏液脓血便；慢性菌痢：急性菌痢史，病程 2 个月以上；中毒型：多见于儿童，高热、惊厥，意识障碍及循环、呼吸衰竭，消化道症状轻。
   (3) 实验室资料：大便常规：大量白细胞、脓细胞、红细胞。大便培养：培养出痢疾杆菌即可确诊。
   (4) 中毒型菌痢应及时用直肠拭子采便或盐水灌肠取便送检。

五、问答题

1. 答题要点：

(1) 抗菌治疗：宜采用静脉滴注给药。

(2) 抗休克治疗

1) 扩充血容量：早期应快速输液，立即用低分子右旋糖酐 10～15ml/kg 及 5% 碳酸氢钠 5mg/kg，于 1/2～1h 静脉推注，以迅速扩张血容量。以后则用 1/2 张含钠液(生理盐水与葡萄糖各半)，按 30～50ml/kg 静脉快速滴注，6～8h 滴完；如果血压不回升，可静脉滴注甘露醇(20%)每次 1g/kg，可以吸收组织间隙液体，起到扩容作用，也可以防止脑水肿的发生。

2) 血管活性药物：中毒型菌痢主要为高阻低排性休克，宜采用山莨菪碱 0.5～1mg/kg，成人 20～40mg，静脉推注，每 5～15min 一次。可以对抗乙酰胆碱及扩张血管的作用，直至面色变红、四肢转暖、呼吸好转、血压回升，可暂时停用。如用药后效果不佳，可以改用酚妥拉明加去甲肾上腺素静脉滴注，或用异丙肾上腺素 0.1～0.2mg 加入 5% 葡萄糖液 200ml 内静脉滴注，可以加强心肌收缩力，对一些高阻低排的休克有一定效果。

3) 脑水肿：当患者频繁惊厥，昏迷加深，呼吸不规则，口唇发绀，应及时采用 20% 甘露醇或 25% 山梨醇，每次 1.5～2g/kg，静脉推注每 6～8h 一次。同时给予地塞米松静脉滴注，限制钠盐摄入，对控制脑水肿有一定作用。

4) 降温、给氧：发热患者应给予物理降温，可以降低氧耗和减轻脑水肿。对于高热及频繁惊厥患者可以短暂给予冬眠合剂氯丙嗪及异丙嗪各 1～2mg/kg 肌内注射，可以加强物理降温的效果。

2. 答题要点：

(1) 高热惊厥：此症多见婴幼儿，既往多有高热惊厥且反复发作史，常可寻找出 引起高热惊厥的病因及诱发因素。一经退热处理后惊厥即随之消退。

(2) 中毒性肺炎：此种肺炎病前多有受凉史，多伴感染性休克肺炎症状与体征，出现较早，胸部 X 线片提示肺部感染证据。无典型肠道感染的临床表现。粪便(包括肛拭)检查无特殊发现。

(3) 流行性乙型脑炎(简称乙脑)：夏秋季节发生的中毒性菌痢需同乙脑相鉴别。乙脑的中枢神经系统症状出现有个过程，其极重型亦需 2～3 天，较中毒型菌痢为晚。粪便(包括肛拭与灌肠)镜检无异常；细菌培养阴性。脑脊液检查呈病毒性脑膜炎改变；乙脑病毒特异性抗体 IgM 阳性有诊断价值。

(4) 脑型疟疾：需与脑型中毒型菌痢相鉴别。来自疫区，结合发病季节，以间歇性突发性发冷、发热、出汗后退热的临床特征，血片或骨髓片中找到疟原虫可确诊。

(孙晓凤　张跃新)

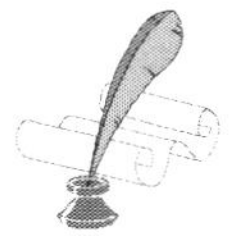

第九章　霍　　乱

病例 9-1

夏季，男性，33 岁，汉族。患者从新疆南疆到乌鲁木齐市的途中，突起腹泻 6 小时，大便近 30 次，为水样便，无脓血及黏液，无发热、呕吐和腹痛。体格检查：体温 36.7℃，血压 50/35mmHg，脉搏 110 次/分，呼吸 26 次/分。神志不清，烦躁不安。皮肤干皱，眼窝凹陷，心肺未见病理性体征，腹呈舟状，无压痛、反跳痛，肝脾不大。血红蛋白 150g/L，WBC 21×10^9，N 0.78，L 0.22。有饮生水习惯，当地近期出现大量腹泻病例。

问题

1. 该患者最可能的诊断是什么？
2. 诊断依据是什么？
3. 怎么处理？
4. 治疗的原则是什么？

参考答案和提示

1. 诊断　霍乱(脱水期)。

2. 诊断依据

(1) 男性青年，有饮生水习惯，当地有腹泻流行，夏季发病。

(2) 突起腹泻 6 小时，水样便，便次频，无发热及腹痛。

(3) 血压 50/35mmHg，脉搏 110 次/分，神志不清，烦躁不安(低血容量表现)。

(4) 皮肤干皱，眼窝凹陷，舟状腹(脱水表现)。

(5) 血液浓缩：血红蛋白 150g/L，WBC 21×10^9，N 0.78。

3. 处理

(1) 按霍乱疑似病例严格隔离，上报疫情。

(2) 补液：按重度脱水，静脉补液(10 000～12 000ml/d)。原则：早期、足量，先盐、后糖，先快、后慢。

(3) 纠正水、电解质及酸碱紊乱，补充钠盐、钾盐以及碳酸氢钠。

(4) 抗生素及抗分泌药，必要时用激素及血管活性药。

临床思维：霍乱

霍乱是由霍乱弧菌引起的甲类烈性肠道传染病，属强制管理的传染病。霍乱弧菌可分为三群：O_1 群(古典生物型和埃尔托生物型)、非 O_1 群(O_{139}血清型)和不典型 O_1 群。

【流行病学特点】

患者和带菌者是主要传染源，通过胃肠道途径传播，水或食物被污染可引起暴发流行，也可经生活接触、苍蝇等方式传播引起散发。人群对霍乱弧菌普遍易感，病后可获一定的免疫力，但免疫力不持久,可再次感染。我国以夏秋季为流行季节,有沿江、河和海分布的地理特点。

【发病机制】

霍乱弧菌不直接侵犯肠壁,是通过肠毒素引起肠液的过度分泌,为毒素介导性腹泻,霍乱弧菌通过胃进入小肠后,在小肠的碱性环境下大量繁殖,产生霍乱肠毒素,霍乱肠毒素中的 B 亚单位识别并结合于肠黏膜上皮细胞的膜表面受体(既神经节苷脂),A 亚单位则进入细胞内激活腺苷酸环化酶(AC),促使 ATP 转变为环磷酸腺苷(cAMP),随着细胞内 cAMP 浓度升高,刺激隐窝细胞过度分泌水、氯化物、碳酸氢盐,同时抑制绒毛细胞对钠的吸收,使体内水和电解质大量丧失导致脱水、电解质紊乱及代谢性酸中毒等临床表现。

【临床表现】

霍乱的病程分为泻吐期、脱水虚脱期、恢复期或反应期。

1. 泻吐期　无痛性腹泻或呕吐,为米泔水样便或清水样便,量多。一般无发热,也不伴有里急后重。

2. 脱水虚脱期　不同程度的脱水症状,重者出现低血容量休克(循环衰竭),伴有低钠引起的腓肠肌和腹直肌痉挛,低钾引起的腱反射消失、鼓肠,甚至心律失常。

3. 恢复期及反应期　脱水纠正,症状消失,部分患者出现反应性低热。

根据脱水程度可分为轻、中、重临床类型。既可无腹泻、呕吐症状,迅速出现中毒性休克而死亡,称为“干性霍乱”或暴发型或中毒型。

霍乱常见的并发症有急性肾衰竭和急性肺水肿。

【实验室检查】

1. 血液及生化检查　脱水致血液浓缩,红细胞及血红蛋白增高,白细胞数增高[(10~30)$\times 10^9$/L],中性粒细胞及单核细胞增多。病初,血清电解质在正常范围,由于肾前性氮质血症,使尿素氮增高。碳酸氢钠下降(<15mmol/L)。

2. 尿液检查　可见蛋白、红细胞、白细胞和管型,比重 1.010~1.025 之间。

3. 粪便检查

(1) 大便常规:正常或部分患者可见黏液,镜检见少许白细胞。

(2) 直接悬滴及制动试验:将泻吐液滴于玻片上,暗视野镜检可见穿梭状运动的弧菌,即动力试验阳性。随后加入一滴霍乱免疫血清,细菌运动停止,即为制动试验阳性。

(3) 涂片染色:粪便直接涂片并做革兰染色,见革兰阴性弧菌,呈鱼群状排列。以上三种方法可作为流行期间的快速诊断方法。

(4) 细菌培养:粪便接种于碱性蛋白胨水增菌 6~8h 后,转种到选择性培养基,有细菌生长,再用特异性抗血清鉴定分型。

4. 血清学试验　抗体于病后 5 日出现,8~21 日达高峰。双份血清滴度 4 倍以上升高,有诊断意义。主要用于追溯诊断或培养阴性可疑者的诊断。

诊 疗 常 规

【诊断】

1. 确诊诊断

(1) 有泻吐症状,粪便细菌培养有霍乱弧菌生长者。

(2) 流行区人群,有典型症状,虽然粪便细菌培养无霍乱弧菌生长者,经血清凝集抗体测定效价呈4倍或以上增长。

(3) 虽无症状但粪便细菌培养阳性,且在粪便检查前后5天内曾有腹泻表现,并有密切接触史者。

有上述三项中一项者可以确诊。

2. 疑似诊断

(1) 有典型症状,但病原学检查未明确者。

(2) 流行期间有明显接触史,且出现泻吐症状,不能以其他原因解释者。

符合上述两项中一项者可做疑诊诊断。对疑似病例应按确诊病例对待。待每日粪便细菌培养如三次阴性,且血清学检查两次阴性,可否定诊断。

【鉴别诊断】

与其他弧菌性感染、大肠埃希菌性肠炎、沙门菌肠炎、急性菌痢、(胃肠型)细菌性食物中毒等感染性腹泻鉴别。许多病原引起的肠道感染临床表现很相似,主要依靠细菌学结果鉴别。

【治疗】

治疗原则为严格隔离,及时补液,辅以抗菌和对症治疗。

补液疗法是霍乱的最重要的治疗措施。补液包括静脉补液和口服补液。补液原则:早期、足量、先盐后糖、先快后慢、纠酸补钙、见尿补钾。对老年人、婴幼儿及心肺功能不全者不可过快。

(1) 静脉补液:按失水的程度补液。轻度:3000~4000ml(儿童120~150ml/kg);中度:4000~8000ml(儿童150~200ml/kg);重度:8000~12 000ml(儿童200~250ml/kg)。

按541液(0.9% NaCl 550ml、1.4% $NaHCO_3$ 300ml、10% KCl 10ml、10%葡萄糖液140ml比例配制)在第一个24 h以4000~8000ml量补液,最初2 h快速输入4000ml液体(速度为每分钟1ml/kg),血压、脉搏恢复正常后逐步减慢速度。待病情好转后,可同时给口服补液1000~2000ml,有尿后补充氯化钾(剂量按0.1~0.3g/kg计算,浓度不超过0.3%)。

(2) 口服补液:因霍乱患者的肠道对葡萄糖的吸收正常,葡萄糖的吸收带动水的吸收及等量的钠、钾电解质的吸收。适用于轻、中度脱水患者,重度脱水纠正低血容量休克后可给予口服补液。

(3) 抗菌药物及抑制肠黏膜分泌药:抗菌药物仅为辅助治疗,可减少腹泻量,缩短泻吐期及排菌期。常用药物为多西环素、环丙沙星、诺氟沙星等。

多西环素:成人200mg bid,儿童6mg/(kg·d)。环丙沙星:0.25~0.5g bid。SMZ:成人2片bid。

(4) 对症治疗:必要时用激素、血管活性药、强心、利尿等。

【预防】

(1) 控制传染源:对腹泻患者进行登记和采集粪便培养。患者隔离治疗至症状消失后6日,并隔日粪便培养一次,连续三次阴性。对接触者应严密检疫5日,留粪便细菌培养并服药预防。

（2）切断传播途径："三管一灭"即管好水、饮食和粪便，灭蝇。防止"病从口入"。

（3）提高人群免疫力：口服疫苗，正在研制更安全有效的疫苗。

复　习　题

一、名词解释

1. 干性霍乱(cholera sicca)
2. 霍乱(cholera)

二、填空题

1. 霍乱的发病机制主要是由________引起的分泌性腹泻。
2. ________和________是霍乱的主要传染源，在霍乱的传播中，以________的作用最为突出。
3. 霍乱的最常见的严重并发症为________和________。
4. 霍乱的治疗原则为________，________，________。
5. 对霍乱患者应隔离治疗，直至症状消失后________天，并隔日粪便培养一次，连续________次阴性方可解除隔离。对接触者应严密检疫________天。

三、选择题

【A1 型题】

1. 霍乱发病的第一个症状为(　　)
   A. 呕吐　　B. 腹泻
   C. 腹痛　　D. 发热
   E. 肌肉痉挛
2. 治疗霍乱最重要的措施是(　　)
   A. 抗菌治疗　　B. 使用抑制肠黏膜分泌药物
   C. 使用肾上腺皮质激素　　D. 补充液体和电解质
   E. 使用血管活性药物
3. 对怀疑霍乱患者的粪便培养，首先使用的培养基为(　　)
   A. 1%碱性蛋白胨水　　B. 庆大霉素培养基
   C. 亚硝酸盐琼脂培养基　　D. 胆汁培养基
   E. 巧克力色血琼脂培养基
4. 霍乱患者中出现"米泔水样"大便主要是由于(　　)
   A. 大便含有大量脓细胞　　B. 大便含有大量红细胞
   C. 缺乏胃酸，消化不良　　D. 大便含大量黏膜组织
   E. 肠液中黏液过多，胆汁过少
5. 重型成年霍乱患者的第一天的补液量为(　　)
   A. 1000～3000ml　　B. 3000～4000ml

C. 4000~8000ml　　D. 8000~12 000ml

E. 12 000~16 000ml

6. 关于 O_{139} 血清型霍乱,下列中哪一项是正确的?(　　)

A. 发热较常见　　B. 腹痛较常见

C. 症状较埃尔托型重　　D. 抗菌药物首选复方磺胺甲噁唑

E. 目前接种的疫苗对 O_{139} 血清型霍乱无预防作用

7. 霍乱的发病与下列哪一项无关?(　　)

A. 胃酸缺乏　　B. 大量饮水

C. 入侵的霍乱弧菌较多　　D. 霍乱弧菌直接侵犯肠壁

E. 霍乱弧菌产生霍乱肠毒素

8. 下列哪一项不是霍乱的并发症?(　　)

A. 急性肾衰竭　　B. 急性肺水肿

C. 肠穿孔　　D. 急性心力衰竭

E. 低钾综合征及代谢性酸中毒

9. 关于霍乱患者大便性状的描述,下列不正确的是(　　)

A. 米泔水样　　B. 脓血黏液便

C. 黄色水样　　D. 水样

E. 洗肉水样

10. 中型霍乱患者的临床表现,下列不正确的是(　　)

A. 皮肤弹性差、干燥　　B. 神志呆滞

C. 脱水量达体重 10% 以上　　D. 血压为 12~9. 3kPa

E. 少尿

11. 典型霍乱泻吐期的临床表现,下列哪项是错误的?(　　)

A. 无痛性剧烈腹泻　　B. 里急后重

C. 米泔水样或洗肉水样便　　D. 呕吐物可为米泔水样

E. 先泻后吐,一般无发热

12. 如果以长度单位计算丢失量,霍乱引起的液体丢失最多的部位是(　　)

A. 直肠　　B. 结肠

C. 回肠　　D. 空肠

E. 十二指肠

【A2 型题】

患者,男,24 岁。腹泻、呕吐 3 小时,腹泻共 10 多次,初起含粪质,后为黄色水样便,无发热、腹痛、里急后重。体格检查:血压 82/62mmHg,脉搏 126 次/分,呼吸 22 次/分,表情呆滞,呈中度脱水貌,心肺(-),腹软,无压痛及反跳痛。

本例诊断应首先考虑(　　)

A. 细菌性食物中毒　　B. 急性细菌性痢疾

C. 病毒性肠炎　　D. 霍乱

E. 阿米巴痢疾

【A3 型题】

患者,女,36 岁。夏季突起腹泻 6 小时,大便 20 多次,为水样便,无黏液脓血,无发热、呕吐、腹痛等。体格检查:血压 78/56mmHg,脉搏 110 次/分,呼吸 24 次/分,神志模糊,烦躁不安。皮肤干皱,眼窝凹陷。心肺(-),腹呈舟状,无压痛及反跳痛,肝脾未及。血常规:血红蛋白 157g/L,白细胞 18×10^9/L,中性粒细胞 0.75,淋巴细胞 0.25。

1. 本病例最可能的诊断是(　　)
   A. 急性细菌性痢疾　　B. 霍乱
   C. 细菌性食物中毒　　D. 肠阿米巴病
   E. 急性胃肠炎
2. 下列哪项检查对本病例的诊断最有帮助(　　)
   A. 大便常规　　B. 大便涂片染色
   C. 大便培养　　D. 血培养
   E. 血清学检查

【B 型题】

A. 无痛性腹泻,排米泔水样便　　B. 腹痛,腹泻,排果酱样便
C. 发热、腹痛、腹泻,排脓血黏液便　　D. 发热、腹痛、腹泻,排血水样便
E. 发热、腹痛、腹泻,排黄色水样便

1. 细菌性痢疾(　　)
2. 霍乱(　　)
3. 副溶血性弧菌食物中毒(　　)
4. 阿米巴痢疾(　　)

四、问答题

1. 试述霍乱的确诊标准。
2. 试述霍乱的治疗原则。
3. 试述霍乱的预防措施。

五、病案分析

患者,男,39 岁。因腹泻 12 小时于 2004 年 8 月 9 日入院。患者在 16 小时前开始出现腹泻,大便 10 余次,为黄色水样便,曾呕吐 4 次,为胃内容物。无发热、腹痛及里急后重感,起病后曾自服诺氟沙星 4 片,但效果欠佳。既往体健,无肝炎、结核等病史。病前一天曾进食过海鲜。体格检查:体温 36.8℃,脉搏 96 次/分,呼吸 22 次/分,血压 87/60mmHg,神志清,皮肤弹性差,口唇干燥,眼窝凹陷。心肺听诊未闻异常,腹平软,无压痛及反跳痛。肝脾肋下未触及,肠鸣音活跃。膝、跟腱反射存在,病理反射未引出,脑膜刺激征(-)。实验室检查:白细胞 9.8×10^9/L,中性粒细胞 0.79,血红蛋白 165g/L。大便常规:白细胞 0~3 个/HP,红细胞 0~2 个/HP。

1. 试述本病例的诊断和诊断依据。
2. 试述本病例要进行的进一步检查项目,以明确诊断。
3. 试述本病例具体治疗措施。

参考答案

一、名词解释

1. 又称暴发型霍乱,起病急骤,患者尚未出现腹泻和呕吐症状即迅速出现中毒性休克而导致死亡。
2. 是由霍乱弧菌引起的烈性肠道传染病,属国际检疫传染病,我国列为甲类传染病。典型患者由于剧烈腹泻和呕吐,可引起严重脱水而导致周围循环衰竭和急性肾衰竭,诊治不及时易死亡。

二、填空题

1. 霍乱弧菌　肠毒素
2. 患者　带菌者　水
3. 急性肾衰竭　急性肺水肿
4. 严格隔离　及时补液　辅以抗菌药物和对症治疗
5. 6　3　5

三、选择题

【A1 型题】

1. B　2. D　3. A　4. E　5. D　6. D　7. E　8. C　9. B　10. C　11. B　12. E

【A2 型题】

D

试题分析:本病例应首先考虑为霍乱,该患者有典型霍乱的临床表现,如突起剧烈腹泻,无发热、腹痛及里急后重等,有脱水、低血压等体征,以上均支持霍乱的诊断。

【A3 型题】

1. B　2. C

试题分析:本病例的临床表现及血象检查均符合霍乱。本病的确诊方法为大便或呕吐物细菌培养,若有霍乱弧菌生长即可确诊。

【B 型题】

1. C　2. A　3. D　4. B

四、问答题

1. 答题要点:有下列三项中一项者可以确诊:①有泻吐症状,粪便培养有霍乱弧菌生长者;②流行区人群,有典型症状,但粪便培养无霍乱弧菌生长者,经血清凝集抗体测定效价呈4倍或以上增长者;③虽无症状但粪便培养阳性,且在粪便检查前后5天内曾有腹泻表现,并有密切接触史者。
2. 答题要点:①严格隔离患者,按甲类传染病隔离,及时上报疫情。②及时补液和电解质。补液原则为早期、迅速、足量,先盐后糖,先快后慢,纠酸补钙,见尿补钾。③抗菌治疗及抑制肠黏膜分泌药物的使用和对症治疗。

3. 答题要点：①控制传染源。②切断传播途径。③提高人群免疫力。三个方面采取综合措施，其中以及时发现隔离、治疗患者及携带者，切断传播途径最重要。

五、病案分析

1. 答题要点：本病例的诊断为霍乱。诊断依据为
   (1) 流行病学资料：夏天发病，病前有外出进食海鲜史。
   (2) 临床表现：起病急，为无痛性腹泻，无发热、无里急后重；大便为黄色水样，无黏液脓血便；血压偏低，有脱水表现。
   (3) 外周血象白细胞偏高，以中性粒细胞为主，血红蛋白升高，有血液浓缩现象；大便常规基本正常。
2. 答题要点：为明确诊断，做大便涂片染色和动力试验及制动试验，可快速做出初步诊断。最后确诊需做大便菌培养（先用1%碱性蛋白胨水增菌，后转种到选择性培养基），菌落生长后做玻片凝集试验鉴定致病菌和菌型。
3. 答题要点：治疗措施如下：
   (1) 按霍乱疑似病例严格隔离，及时上报疫情。
   (2) 及时补液和电解质：按中度脱水补充液体和电解质，可选用静脉补液和口服补液。原则为早期、迅速、足量，先盐后糖，先快后慢，同时注意纠正电解质紊乱或酸中毒。
   (3) 适当使用抗菌药物及抑制肠黏膜分泌药物，抗菌药物可选用多西环素或环丙沙星、诺氟沙星等，连服3日。抗分泌药可选用氯丙嗪、黄连素等。
   (4) 对症治疗：本病例血压偏低，如在补足液体后血压仍较低，可加用肾上腺皮质激素及血管活性药物。

（希尔娜依·阿不都黑力力）

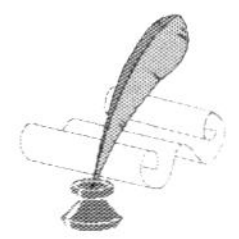

第十章　日本血吸虫病

病例 10-1

患者，男性，30 岁，干部。因“发冷、发热、肝区不适 5 天”而来院就诊。患者于 1 个月前回南方原籍探亲，适遇洪水，随乡亲参加抗洪抢险，经常在水中作业，十分劳累及紧张，持续约半个月，在家中休息 1 周后返回单位工作。近 5 天突感畏寒、发热，以下午及晚间较重，可达 39.5℃，伴出汗、疲乏、肝区不适、食欲减退。曾在附近诊所就医，疑为上呼吸道感染及疟疾，查血片未找到疟原虫，按“上呼吸道感染”治疗 2 天无效，后静脉滴注大剂量青霉素 3 天，仍有高热，而来我院就诊。患者在抗洪抢险时下肢曾出现少数散在小红丘疹伴瘙痒，当时并未在意。

体检：T 39℃，BP 120/80mmHg，急性病容，神志清，发育营养中等。无皮疹及表浅淋巴结肿大。巩膜无黄染，咽部微红，颈软，心肺正常，心率 104 次/分，律齐。腹部平软，肝脏在右肋缘下刚及，剑突下 3cm，质软，触之稍不适，脾脏未触及。

化验：WBC 12.5×10^9/L，中性粒细胞 0.20，嗜酸粒细胞 0.60，淋巴细胞 0.20，血涂片未发现疟原虫。

问题

1. 你认为此患者得了什么病？是上呼吸道感染吗？为什么？
2. 如何做进一步检查？你认为应做哪些实验室检查才能确诊？
3. 如何进行治疗，需用什么药？

参考答案和提示

1. 该患者患了急性血吸虫病，不是上呼吸道感染，原因有：①该患者的流行病学史提示在抗洪抢险中下肢皮肤出现少数散在小红丘疹伴瘙痒，有接触疫水史。②临床表现不符合，上呼吸道感染多无肝区不适症状。③“上感”无白细胞及嗜酸粒细胞升高。

2. 需进一步做粪便检查，此外，肝功能生化检查，肝脏影像学（B 超、CT 扫描）检查，有条件完善免疫学检查，如用酶免疫法检测血清或尿中特异性的循环抗原。

3. 治疗　①病原治疗：首选吡喹酮。②对症治疗：给予补液，保证水和电解质平衡，加强营养及全身支持疗法。

病例 10-2

患者，男性，61 岁，干部。因“反复腹胀，双下肢水肿 6 个月余加重伴黑便 5 天”而来院就诊。患者近半年来，无明显原因出现腹胀，腹围增大，间断双下肢凹陷性水肿，未行诊治。近 5 天来，腹胀明显，尿少，并出现黑色糊状便，每日 5～6 次，自觉头晕，乏力，为明确诊治，来我院就治。追问病史，患者祖籍湖北，年青时常在湖沼地区收割，捕捞劳动，20 多年前支边来新疆，否认手术及输血史，否认饮酒史及长期服药史。

体检:T 36.8℃,BP 120/80mmHg,慢性病容,神志清,营养欠佳。无皮疹,巩膜轻度黄染,颈软,心肺正常,心率93次/分,律齐。腹部膨隆,见脐疝,腹壁静脉曲张,肝脏肋下未触及,脾脏平脐,质韧,触之稍不适,移动性浊音阳性,双下肢Ⅲ度凹陷性水肿。

化验:WBC 2.5×10^9/L,RBC 2.03×10^{12}/L,Hb 98g/L,PLT 45×10^9/L;生化:总胆红素56μmol/L,直接胆红素26μmol/L,白蛋白24g/L,丙氨酸氨基转移酶67U/L,天冬氨酸氨基转移酶60U/L。腹部B超示:肝脏体积明显缩小,表面呈结节样改变,门静脉增粗,呈网织改变,脾大,腹水大量。肝炎病原学:HBsAg(-),抗HCV(-)。

分析

该患者诊断为血吸虫病(晚期)。

该患者疾病特点:①患者祖籍湖北,年轻时常在湖沼地区收割、捕捞,有流行病学史,20多年前支边来新疆,为慢性过程。②临床上以反复腹胀,双下肢水肿6个月余,近期加重并出现黑便,提示有消化道出血。③慢性病容,营养欠佳,轻度黄染,腹部膨隆,见脐疝,腹壁静脉曲张,脾大平脐,移动性浊音阳性,双下肢Ⅲ度凹陷性水肿,提示有肝损害和门静脉高压。④血象三系低,肝功能异常,肝脏影像学为典型血吸虫性肝硬化改变,并脾大和大量腹水。HBV和HCV阴性。⑤无手术及输血史,无饮酒史及长期服药史,可排除病毒性肝炎、酒精性及药物所致的肝硬化。

问题

1. 晚期血吸虫病的临床类型有哪些?
2. 晚期血吸虫病需与哪些疾病相鉴别?
3. 常用的实验室诊断方法有哪些?

参考答案和提示

1. 晚期血吸虫性肝硬化有4种临床类型 ①巨脾型:晚期血吸虫病肝硬化门脉高压的主要表现,脾进行性增大,常伴有脾功能亢进。②腹水型:主要表现为长期存在的腹水,进行性加剧。③结肠肉芽肿型:腹痛腹泻、或便秘交替,明显者可出现肠梗阻。④侏儒型:极少见。

2. 晚期血吸虫性肝硬化巨脾型和腹水型需与慢性病毒性肝炎或其他慢性肝病所致肝硬化相鉴别;结肠肉芽肿型需与慢性细菌性痢疾、阿米巴痢疾相鉴别,鉴别要点为各种疾病的病原学或病因不同。

3. 常用实验室诊断方法 ①粪便检查:粪便内查出虫卵和孵出毛蚴是确诊的直接证据。②直肠活检:用内镜行直肠组织活检发现虫卵可确诊。③免疫学检查。

临床思维:日本血吸虫病

【诊断要点】

1. 流行病史 有血吸虫疫水接触史是诊断的必要条件,应仔细追问。急性期多于发病前2周至3个月有接触史。

2. 临床特点　具有急性或慢性血吸虫病的症状和体征，如发热、皮疹、荨麻疹、咳嗽、腹痛、腹泻、肝脾大并有压痛等。

3. 实验室检查　①粪便检查：粪便内查出虫卵和孵出毛蚴可确诊。②直肠活检组织压片显微镜下找虫卵。③免疫学检查：检测体内血吸虫的特异性抗原或抗体。特异性、敏感性较高，血液循环抗原检测阳性均提示体内有活的成虫寄生，但应注意假阳性与假阴性。

【治疗要点】

1. 病原治疗

（1）吡喹酮：是广谱高效低毒的杀虫药物，对血吸虫各个发育阶段均有不同程度的杀虫效果，故首选。用法用量：①急性血吸虫病：总量120mg/kg，6天分次服完。总量50%必须于前两天服完。②慢性血吸虫病：总量60mg/kg，分2天4次服完；儿童30kg以下者按70mg/kg，30kg以上者同成人。③晚期血吸虫病：总量40～60mg/kg，2天服完。④预防性服药：总量40mg/kg，一次顿服。不良反应：该药毒性低，治疗量对人心血管、神经、造血系统及肝肾功能无明显影响，无致畸、致癌作用。

（2）青蒿素及其衍生物：是目前有推广应用价值的预防日本血吸虫感染的药物。

2. 对症治疗

（1）急性期血吸虫病：高热、中毒症状严重者给以补液，保证水和电解质平衡，加强营养及全身支持疗法。合并其他寄生虫者应先驱虫治疗，合并伤寒、痢疾、败血症、脑膜炎者，均应先抗感染后用吡喹酮治疗。

（2）慢性和晚期血吸虫病：除一般治疗外，应及时治疗并发症，改善体质，加强营养，巨脾、门静脉高压、上消化道出血等患者，可选择适当时机考虑手术治疗。有侏儒症时可短期、间歇、小量给予性激素和甲状腺激素制剂。

【实习指导】

1. 掌握日本血吸虫病的流行病学、临床分型及各型特征，确诊方法及病原治疗。
2. 熟悉日本血吸虫病的病理变化、鉴别诊断及预防手段。
3. 了解日本血吸虫病的发病机制。

复　习　题

一、名词解释

1. 日本血吸虫病
2. 异位损害

二、填空题

1. 在日本血吸虫生活史中，________是终宿主，________是必需的唯一中间宿主。
2. 日本血吸虫病的传染源是________和________。
3. 日本血吸虫病的传播必须具备的3个条件：________、________、和________。
4. 血吸虫病根据病期早晚、感染轻重、虫卵沉积部位以及人体免疫反应不同，临床上可分为

________、________以及________和________。

5. 晚期血吸虫病的临床类型为________、________和________。

三、选择题

【A 型题】

1. 关于日本血吸虫的发育史，以下说法正确的是(　　)
   A. 日本血吸虫雌雄异体寄生于门静脉系统
   B. 粪便中的虫卵，在适宜的温度下孵化出毛蚴
   C. 毛蚴侵入终宿主钉螺，经过发育繁殖，逸出尾蚴
   D. 侵入人体的童虫，随血流经肺到达肝，1个月左右在肝内发育为成虫
   E. 成虫雌雄合抱，逆血流移行至肠系膜下静脉的末梢血管内产卵

2. 以下不是日本血吸虫的储存宿主(　　)
   A. 人　　B. 牛
   C. 鼠　　D. 钉螺
   E. 犬

3. 不是日本血吸虫病传播所必须具备的条件是(　　)
   A. 带虫卵的粪便入水　　B. 接触患者或病畜
   C. 钉螺的存在、孳生　　D. 接触疫水

4. 日本血吸虫病最常用的实验室检查方法为(　　)
   A. 直肠黏膜活检　　B. 粪便检查虫卵
   C. 粪便毛蚴孵化　　D. 环卵沉淀实验
   E. 尾蚴膜实验

5. 日本血吸虫病首选的病原治疗药物是(　　)
   A. 阿苯哒唑　　B. 奎宁
   C. 青蒿素　　D. 甲氟喹
   E. 吡喹酮

6. 我国血吸虫病流行是由下列哪种血吸虫引起(　　)
   A. 曼氏血吸虫　　B. 埃及血吸虫
   C. 日本血吸虫　　D. 间插血吸虫
   E. 湄公血吸虫

7. 血吸虫病的确诊可通过从大便中孵育出什么而获得(　　)
   A. 尾蚴　　B. 毛蚴
   C. 虫卵　　D. 成虫
   E. 幼虫

8. 血吸虫病发病机制中免疫复合物病变主要由下列哪项引起(　　)
   A. 幼虫表面的 C3 激活剂　　B. 幼虫表面抗原激活淋巴细胞
   C. 成虫释放的循环抗原　　D. 虫卵释放的可溶性抗原
   E. 尾蚴激活肥大细胞和嗜酸粒细胞

9. 慢性与晚期血吸虫病的免疫病理变化属于(　　)
   A. Ⅰ型变态反应　　B. Ⅱ型变态反应
   C. Ⅲ型变态反应　　D. Ⅳ型变态反应
   E. Ⅴ型变态反应

10. 感染血吸虫后获得的免疫力(带虫免疫)仅对下列哪项有一定的效果(　　)
   A. 再感染　　B. 体内成虫
   C. 体内虫卵　　D. 体内幼虫
   E. 体外虫卵

11. 下列哪项实验可作为血吸虫活动性感染的依据(　　)
   A. 皮内实验　　B. 环卵沉淀试验
   C. 间接血凝试验　　D. 酶联免疫吸附试验
   E. 循环抗原酶免疫法

【B 型题】

A. 虫卵　　B. 循环抗原
C. 尾蚴　　D. 幼虫
E. 毛蚴

1. 由血吸虫成虫分泌,可引起免疫复合物病(　　)
2. 其分泌的抗原可吸引大量单核细胞及嗜酸粒细胞形成肉芽肿(　　)
3. 可引起肺部病变,重者可发生“出血性肺炎”(　　)
4. 引起蚤咬样红色皮疹(　　)

A. 肝和结肠　　B. 肺和脑
C. 心和肾　　D. 脾
E. 皮肤

5. 血吸虫病最常见的病变部位是(　　)
6. 异位血吸虫病最常累及的器官是(　　)

四、判断题

1. 日本血吸虫寄生于门静脉系统,主要在人体肠系膜上静脉内。(　　)
2. 日本血吸虫的传染源是患者和保虫宿主,在水网地区,患者是主要的传染源。(　　)
3. 慢性血吸虫病临床症状以发热、腹痛、腹泻等全身症状为主。(　　)
4. 粪便检查虫卵用于诊断日本血吸虫病简单易行,但检出率不高。(　　)
5. 吡喹酮具有高效、低毒、不良反应轻、口服方便和疗程短等优点。(　　)

五、问答题

1. 日本血吸虫病流行的基本条件是什么?
2. 为什么说虫卵在组织中的沉积是血吸虫病的致病基础?
3. 急性血吸虫病在临床上有哪些特征?
4. 治疗日本血吸虫病的首选药物是什么?有什么优点?

参 考 答 案

一、名词解释

1. 日本血吸虫病是日本血吸虫寄生在门静脉系统所引起的疾病。由皮肤接触含尾蚴的疫水而感染,主要病变为肝与结肠中由虫卵引起的肉芽肿。
2. 指血吸虫虫卵和(或)成虫寄生在门静脉系统之外的器官病变。以肺和脑较为多见。

二、填空题

1. 人　钉螺。
2. 患者　保虫宿主。
3. 粪便入水　钉螺孳生　接触疫水
4. 急性　慢性血吸虫病　晚期血吸虫病　异位血吸虫病
5. 巨脾型　腹水型　侏儒型

三、选择题

【A 型题】

1. C　2. D　3. B　4. B　5. E　6. C　7. B　8. C　9. D　10. A　11. E

【B 型题】

1. B　2. A　3. D　4. C　5. A　6. B

四、判断题

1. F　2. T　3. F　4. T　5. T

五、问答题

1. 答题要点:日本血吸虫病流行的基本条件是:粪便入水,钉螺孳生,接触疫水。
2. 答题要点:日本血吸虫病的主要病变为肝与结肠中由虫卵引起的肉芽肿。
3. 答题要点:急性血吸虫病在临床上的特征为:发热,过敏反应,呼吸系统症状,消化系统症状,肝脾大。
4. 答题要点:治疗首选吡喹酮,具有高效、低毒、不良反应轻、口服方便和疗程短等优点,对血吸虫各个发育阶段均有不同程度的杀虫效果。

(范晓棠)

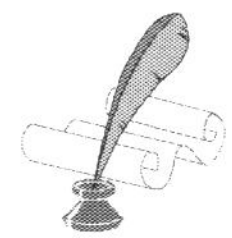

第十一章　流行性乙型脑炎

病例 11-1

患儿,男,1岁,南方人。因"高热伴剧烈头痛2天,抽搐1次"于8月20日入院。一周前开始食欲差、低热、无精神、嗜睡。2天前体温升高,述头部疼痛,抽搐1次,家长带来就诊。体格检查:T 38.5℃,P 120次/分,R 23次/分,BP 120/80mmHg,嗜睡状态,颈项略有抵抗,腱反射(+),锥体束征(+)。外周血白细胞计数 11×10^9/L,中性粒细胞0.85。脑脊液无色透明,细胞数 10×10^6/L,蛋白、糖、氯化物正常。

问题

1. 患何病?
2. 临床有何特点?

参考答案和提示

1. 诊断　流行性乙型脑炎。
2. 该病例的临床特点　年龄小、秋季发病;以高热、头痛起病,脑膜刺激征轻,有神经元损害的症状。外周血象高,中性粒细胞比例增高。脑脊液基本正常。

病例 11-2

患儿,女,8岁。因"头痛、高热3天、呕吐2次"于9月3日收入院。家长述患儿3天前开始晨起自述头痛,高热、全身不适,在附近诊所就医,诊为"感冒",服用抗感冒药无效,高热不退,今晨起开始嗜睡,呕吐2次,为胃内容物,呈喷射状。体格检查:T 40℃,P 120次/分,R 30次/分,神志不清,偶有惊厥,呼吸深浅不均,节律不齐。皮肤无皮疹及瘀点、瘀斑。颈略硬,两侧瞳孔不等大,对光反射迟钝。听诊肺部无异常。腹部无异常。克氏征和布氏征阳性,双侧巴宾斯基征阳性。半小时后突然出现一阵强烈抽搐,呼吸骤停,经抢救呼吸恢复,病情平稳。外周血常规:WBC 20×10^9/L,中性粒细胞0.80。脑脊液(CSF)呈微浊状,压力280mmH_2O,WBC 200×10^6/L,蛋白20g/L,糖、氯化物正常。

问题

1. 诊断是什么?
2. 诊断依据是什么?
3. 如何鉴别流行性脑脊髓膜炎和流行性乙型脑炎?

参考答案和提示

1. 诊断　流行性乙型脑炎,重型。
2. 诊断依据

(1) 患者为儿童,秋季发病。

(2) 突起发病,有高热、头痛、呕吐、神志改变,偶有惊厥,呼吸深浅不均,节律不齐。皮肤无皮疹及瘀点、瘀斑。

(3) 脑膜刺激征及病理征阳性。

(4) 白细胞及中性粒细胞增高,脑脊液主要以压力增高及白蛋白略增高,余正常。

3. 鉴别诊断　流脑由脑膜炎奈瑟菌感染所致,在冬春季高发。典型表现为寒战、发热、咳嗽,皮肤瘀点、瘀斑,头痛、恶心、呕吐,重者可出现昏迷或休克表现。脑脊液呈化脓性改变。皮肤瘀点、脑脊液涂片或菌培养可找到G^-菌。抗菌治疗有效。与流行性乙型脑炎表现不同。

临床思维:流行性乙型脑炎

【概述】

流行性乙型脑炎是由乙脑病毒引起、经蚊传播的人畜共患的中枢神经系统急性传染病。传染源是被感染的人或动物(猪),通过蚊子叮咬而传播,人普遍易感,儿童发病率高。潜伏期一般在10~14天左右。主要表现为高热、剧烈头痛、恶心、呕吐、嗜睡等,重者可出现抽搐、昏迷,甚至出现呼吸衰竭而死亡。无特效药物治疗,对症处理为主。灭蚊、防蚊及接种乙型脑炎疫苗可预防。

人感染乙脑病毒后潜伏期为4~21天,大多数无症状或轻微症状,少数人出现以高热、惊厥、昏迷为主要临床特征的表现,典型病程一般可分为4期。

1. 初期　起病急,体温升高很快,达38~39℃,持续不退,伴有头痛、全身不适、食欲差、恶心、呕吐(呈喷射状),轻度嗜睡。

2. 极期　初期症状加重及脑实质受损的表现。

(1) 高热:其程度、病程与病情严重热度相关。

(2) 意识障碍:表现为嗜睡、谵妄、昏迷,与病情严重程度相关。

(3) 抽搐:表现在面部、肢体甚至全身抽搐,病情严重的表现。

(4) 呼吸衰竭:主要为中枢性呼吸衰竭的表现(脑实质损伤所致),也可发生周围性呼吸衰竭(脊髓病变致呼吸肌麻痹)。呼吸衰竭是死亡的主要原因。

(5) 其他神经系统症状和体征,浅反射减弱或消失,深反射亢进或消失。病理反射阳性、婴幼儿前囟隆起、膀胱和直肠麻痹、肢体强直性瘫痪、偏瘫或全瘫、肌张力增高等。

3. 恢复期　体温下降至正常,神经系统症状和体征消失。

4. 后遗症期　半年后症状还未恢复正常,约5%~20%重症患者出现,主要是失语、瘫痪、意识障碍、癫痫、痴呆等。

可根据临床表现的严重程度分为轻型、中型(普通型)、重型和极重型(表11-1)。根据原因和表现将呼吸衰竭分为中枢性和周围性(表11-2)。根据脑疝的部位和表现不同分为枕骨大孔疝(压迫延髓)和颞叶沟回疝(压迫中脑)(表11-3)。

表 11-1 流行性乙脑的临床分型

类型	体温(℃)	神志	抽搐	脑膜刺激征/病理征	呼吸衰竭	病程	后遗症
轻型	38~39	清楚	无	不明显	无	1周	无
普通型	39~40	嗜睡,浅昏迷	偶有	有	无	10d	多无
重型	40~41	昏迷	反复	明显	有	2周	常有
极重型	>41	深昏迷	持续	明显	迅速出现	2~3天死亡	多有

表 11-2 乙脑呼吸衰竭的鉴别

	中枢性呼吸衰竭	周围性呼吸衰竭
原因	脑实质损伤,延髓中枢病变	脊髓病变、呼吸道阻塞
临床表现	发绀,呼吸困难,呼吸节律不规则	发绀,呼吸困难,呼吸节律规则
动脉血气	PaO_2↓↓伴 $PaCO_2$↑	PaO_2↓↓伴 $PaCO_2$↓或正常

表 11-3 脑疝的鉴别

部位	枕骨大孔疝(压迫延髓)	颞叶沟回疝(压迫中脑)
瞳孔	昏迷、瞳孔等大、眼球固定	昏迷、瞳孔不等大
伴随	呼吸不规则,呼吸、心跳停止	对侧肢体瘫痪和锥体束征阳性

【诊断要点】

根据流行病学资料、临床症状和体征以及实验室检查结果的综合分析进行诊断,但确诊则需要依靠抗体检查或病原分离。

1. 流行病学资料 在乙脑流行区居住,在蚊虫叮咬季节发病或发病前25天内在蚊虫叮咬季节到过乙脑流行区。

2. 临床症状和体征 急性起病,发热、头痛、喷射性呕吐、嗜睡,伴有脑膜刺激征。高热2~3天后出现不同程度的意识障碍,如昏迷、惊厥、抽搐、肢体痉挛性麻痹等,甚至呼吸循环衰竭。

3. 实验室检查

(1) 外周血白细胞数明显增加,中性粒细胞升高。

(2) 脑脊液:压力增高,呈非化脓性炎症改变(外观清亮),蛋白轻度增高,糖与氯化物正常。白细胞增高,多在$(50 \sim 500) \times 10^6/L$,早期多核细胞为主,后期单核细胞为主。

(3) 一月内未接种过乙脑疫苗者,血或脑脊液中抗乙脑IgM抗体阳性。恢复期血清中抗乙脑IgG抗体或中和抗体滴度比急性期有4倍以上升高者,或急性期抗乙脑IgG抗体阴性,恢复期阳性者。

(4) 乙脑病毒分离:从脑脊液、或脑组织、或血清分离乙脑病毒阳性。

【鉴别诊断】

鉴别诊断见表11-4。

表 11-4 各种常见中枢神经系统感染的鉴别诊断

	流行性乙型脑炎	中毒性菌痢	流行性脑脊髓膜炎	化脓性脑膜炎	结核性脑膜炎
病原体	乙脑病毒	志贺菌	脑膜炎奈瑟菌	化脓性菌	分枝杆菌
季节性	夏秋季	夏秋季	冬春季	任何季节	任何季节
传播途径	蚊虫叮咬	肠道	呼吸道	血液	呼吸道
临床表现	脑炎表现	脑炎表现	脑膜炎	脑膜炎	脑膜炎
瘀点、瘀斑	无	无	有	多数无	无
脑膜刺激征	有	无	有	有	有
休克	少	多	多	不一定	无
白细胞	明显增加	明显增加	明显增加	明显增加	正常
脑脊液改变	压力↑,蛋白轻度↑,糖、氯化物正常	无	浑浊,压力↑,白细胞↑↑,N↑↑,蛋白↑,糖、氯化物↓↓	同左	微混,压力↑↑,白细胞↑,淋巴细胞↑,蛋白↑↑,糖↓,氯化物↓
治疗	对症治疗	抗菌、抗休克治疗	抗菌、抗休克治疗	抗菌治疗	抗结核治疗

【治疗原则】

目前尚无特效抗病毒药物,主要是对症和支持治疗。对症治疗,把好“三关”(高热关、惊厥关和呼吸衰竭关),是救治乙脑的关键措施。

1. 高热　必须及时降温,体温控制在 38.5℃以下(肛表),头部温度力争降到 36℃左右。其方法有物理降温(冰敷、酒精搽浴、冷盐水灌肠等),药物降温(安乃静肌内注射或滴鼻、亚冬眠疗法)等。注意降温不能太快、太猛,易引起虚脱。

2. 抽搐　去除原因及镇静止惊。有颅内高压则脱水、利尿降颅压;高热惊厥则降温及用镇静剂;缺氧则保持呼吸道通畅及吸氧,必要时气管插管或气官切开,呼吸机辅助呼吸;抽搐则应用镇静剂(地西泮、水合氯醛、亚冬眠疗法及巴比妥钠)尽快予以控制。

地西泮:成人 10~20mg/次,小儿 0.1~03mg/(kg·次),肌内注射,必要时静脉缓注,但不超过 10mg。水合氯醛:成人 1.5~2g/次,小儿 50mg/(kg·次)(每次不大于 1g),鼻饲或保留灌肠。异戊巴比妥钠(阿米妥钠):成人 0.2~0.5g/次,小儿 5~10mg/(kg·次),稀释后静脉缓注(1ml/min),至惊厥缓解即停注。用时注意观察呼吸,如减慢则立即停止注射。苯妥英钠:成人 0.1g,每 6~8 小时肌内注射一次。有积蓄作用,不宜长时间应用。

3. 呼吸衰竭　保持呼吸道通畅(吸痰、定时翻身、拍背引流、雾化吸入、液化痰液等);脱水降低颅内压:20%甘露醇 1~2g/(kg·次),15~30 分钟静脉推注,每 4~6 小时一次。有脑疝者可用 2~3g/(kg·次)。应用脱水疗法注意水与电解质平衡。吸氧以减轻脑水肿;使用人工呼吸机辅助呼吸;应用呼吸兴奋剂(山梗茶碱、尼可刹米、盐酸哌醋甲酯即利他林、二甲弗林即回苏林等);用东茛菪碱以改善微循环和兴奋呼吸中枢。

4. 支持、综合治疗　细致护理,高热量、多维生素的营养性流质饮食,保持水和电解质平衡,预防继发感染,必要时(有继发细菌感染)用抗菌药物等。

5. 后遗症　进行智力、语言和肢体功能锻炼,用中药、针灸、高压氧仓等治疗。

重型乙脑若治疗不及时救治，病死率高达约10%~20%左右，约30%患者遗留不同程度的后遗症，如痴呆、半身不遂、精神失常、记忆力和智力减退等。早发现、早诊断、早治疗对降低病死率和致残率非常重要。

复　习　题

一、名词解释

1. 流行性乙型脑炎
2. 自然疫源性疾病
3. 中枢性呼吸衰竭

二、填空题

1. 流行性乙型脑炎是由乙脑病毒所致的________，通过________等叮咬传播，流行于________季节，多发生于________，以________多见。
2. 乙脑病毒进入血循环中，发病与否一方面取决于病毒的________，另一方面取决于机体的________及________。
3. 乙脑的对症治疗主要抓好“三关”即________、________和________。主要的死亡原因是________。

三、选择题

1. 乙型脑炎的脑脊液改变特征是(　　)
   A. 白细胞增多，蛋白增多，糖增多，氯化物增多
   B. 白细胞增多，蛋白增少，糖减少，氯化物减少
   C. 白细胞正常，蛋白增多，糖正常，氯化物正常
   D. 白细胞正常，蛋白增多，糖增多，氯化物正常
   E. 白细胞正常，蛋白降低，糖正常，氯化物正常
2. 有关乙型脑炎病毒下列哪项描述不正确(　　)
   A. 属虫媒病毒
   B. 其基因组结构为单股DNA
   C. 病毒抗原稳定
   D. 属自然疫源性疾病
   E. 为嗜神经病毒
3. 乙型脑炎在我国的发病季节主要在(　　)
   A. 冬春季节
   B. 夏季
   C. 7、8、9三个月
   D. 9、10、11三个月
   E. 冬季
4. 流行性乙型脑炎的发病年龄主要在(　　)
   A. 成年人
   B. 老人
   C. 新生儿
   D. 10岁以下的儿童
   E. 青年人
5. 流行性乙型脑炎病变最轻微的部位是(　　)
   A. 脑桥
   B. 丘脑

C. 基底核
D. 延髓
E. 脊髓

6. 乙型脑炎的临床分期中不包括(　　)
A. 初期
B. 发热期
C. 极期
D. 恢复期
E. 后遗症期

7. 乙脑患者早期的特异性诊断检查(　　)
A. 白细胞升高
B. 脑脊液生化和常规检查
C. 头颅 CT 检查
D. 检测乙脑 IgM 抗体
E. 补体结合试验检测乙脑 IgG 抗体

8. 重型乙脑患者极期的特征性临床表现,较少见的是(　　)
A. 心功能衰竭
B. 高热
C. 抽搐
D. 呼吸衰竭
E. 意识障碍

9. 对乙脑患者最主要的治疗措施是(　　)
A. 抗病毒治疗
B. 免疫调节治疗
C. 对症、支持治疗
D. 高压氧疗
E. 抗菌治疗

10. 流行性乙型脑炎的传染源是(　　)
A. 猪
B. 鼠
C. 人
D. 蜱
E. 蚊

11. 流行性乙型脑炎的传播媒介是(　　)
A. 猪
B. 鼠
C. 人
D. 蜱
E. 蚊

12. 下列预防乙脑的措施不正确的是(　　)
A. 消灭蚊虫
B. 使用蚊帐
C. 服药物预防
D. 疫苗接种
E. 动物疫苗接种

四、问答题

1. 流行性乙型脑炎引起的呼吸衰竭有哪些临床类型,如何鉴别?
2. 流行性乙型脑炎引起的脑疝有几种,如何鉴别?
3. 简述救治流行性乙型脑炎的关键措施

五、案例分析

6 岁患儿,8 月 15 日高热,头痛,呕吐一次,稀便三次,次日高热伴精神委靡,抽搐一次。体格检查:急性热病容,嗜睡状。颈项强直,克氏征阳性。化验:WBC 18.5×10^9/L,N 0.90。

脑脊髓液为无色透明,白细胞 250×10^6/L,中性 0.80。蛋白略高,糖、氯化物正常。

1. 该患儿哪种诊断的可能性最大( )

   A. 中毒性菌痢
   B. 流行性脑脊髓膜炎
   C. 结核性脑膜炎
   D. 流行性乙型脑炎
   E. 化脓性脑膜炎

2. 治疗主要采取( )

   A. 抗菌药物治疗
   B. 对症治疗
   C. 抗结核治疗
   D. 抗休克治疗
   E. 补液治疗

3. 该患儿住院二天后,高热不退,反复抽搐,意识不清,呼吸节律不整,此时最重要的抢救措施是立即应用( )

   A. 脱水剂
   B. 呼吸兴奋剂
   C. 地塞米松
   D. 退热剂
   E. 镇静剂

参考答案

一、名词解释

1. 由乙脑病毒引起的,经蚊传播的人畜共患的以中枢神经系统病变为主的急性传染病。
2. 以野生动物为传染源的传染病。
3. 因脑实质损伤而引起的呼吸衰竭,临床主要表现为发绀、呼吸困难和呼吸节律不规则,称为中枢性呼吸衰竭。

二、填空题

1. 中枢神经系统病变 蚊虫 夏秋 儿童 隐性感染
2. 病毒的数量与毒力 反应性 防御能力
3. 高热关 抽搐关 呼吸衰竭关 呼吸衰竭

三、选择题

1. C

   试题分析:乙型脑炎是病毒引起的脑炎,脑脊液改变不明显。主要是蛋白略增加,余基本正常。其他选项不正确。

2. B

   试题分析:乙脑病毒为单股正链 RNA 病毒,其他描述正确。

3. C

   试题分析:乙脑流行可全年发病,但以 7 月至 9 月病例最多,与蚊虫繁殖、雨量和气温有关。

4. D

   试题分析:乙脑以 10 岁以下儿童最多,26 岁占 80%以上,其他选项不正确。

5. E

   试题分析:乙脑病毒主要侵犯脑实质细胞,脊髓病变最轻。病毒侵入中枢神经系统,在神经细胞内复制并引起广泛病变。不同的神经细胞对病毒感受不同,造成中枢病变部位不平衡,一般而言,脑实质病变较重,间脑、中脑病变重,而脑膜及脊髓病变较轻。其他选项错误。

6. B

试题分析:乙脑临床分期为初期、极期、恢复期和后遗症期,没有发热期。

7. E

试题分析:乙脑病毒特异性抗体 IgM 检测具有灵敏、特异的优点,是确诊乙脑的重要指标。白细胞升高、头颅 CT 检查无特异性。脑脊液生化和常规检查对病因诊断特异性差,需要进一步检测病原学指标才能明确病因。

8. A

试题分析:乙脑以脑实质病变为主,表现高热、惊厥、抽搐、神志改变,因脑水肿或脑疝致呼吸衰竭,可出现心功能衰竭但较少见。

9. C

试题分析:对症、支持治疗是降低乙脑病死率和减少并发症的关键措施。现无特效抗病毒治疗药物和免疫调节治疗药物。有继发感染时用抗菌治疗,出现脑损伤后遗症可用高压氧疗。

10. A

试题分析:人和动物(猪、牛、羊、鸡、鸭等)都是乙脑的传染源,其中猪是最主要的传染源。其他选择错误。

11. E

试题分析:乙脑病毒通过蚊虫叮咬传播,蚊虫也是乙脑病毒的长期储存宿主。其他选择错误。

12. C

试题分析:消灭蚊虫、避免蚊虫叮咬、人接种乙脑疫苗等都是预防乙脑的措施,动物接种乙脑疫苗有利于减少动物的感染率,即减少对人类的传染源。目前无药物可预防乙脑。

四、问答题

1. 答题要点:乙脑出现的呼吸衰竭有两种类型,一是中枢性呼吸衰竭,另一是周围性呼吸衰竭。中枢性呼吸衰竭由呼吸中枢损害、脑水肿、脑疝、低钠性脑病等原因引起,表现为呼吸表浅,节律不整、双吸气、叹息样呼吸、呼吸暂停、潮氏呼吸以致呼吸停止。外周性呼吸衰竭主要表现为呼吸困难、呼吸频率改变、呼吸幅度减弱、发绀,但节律始终整齐。中枢性呼吸衰竭可与外周性呼吸衰竭同时存在。
2. 答题要点:两种脑疝的临床鉴别见表 11-5:

表 11-5 两种脑疝的鉴别

	枕骨大孔疝	颞叶沟回疝
压迫部位	延髓	主要是中脑
瞳孔	昏迷、瞳孔等大、眼球固定	昏迷、瞳孔不等大
伴随	呼吸不规则,呼吸、心跳停止	对侧肢体瘫痪和锥体束征阳性

3. 答题要点:救治流行性乙型脑炎的关键措施主要是对症和支持治疗,尤其是积极处理高热、惊厥和呼吸衰竭。
   (1) 对高热必须及时降温,体温控制在38.5℃以下,方法有物理降温(冰敷、酒精搽浴、冷盐水灌肠等),药物降温(安乃静肌内注射或滴鼻、亚冬眠疗法)等。
   (2) 对抽搐或惊厥,须先去除原因及镇静止惊。有颅内高压则脱水、利尿降颅压;高热惊厥则降温及用镇静剂;缺氧则保持呼吸道通畅及吸氧,必要时气管插管或气管切开,呼吸机辅助呼吸;抽搐则应用镇静剂(地西泮、水合氯醛、亚冬眠疗法及苯巴比妥钠等)尽快予以控制。
   (3) 对呼吸衰竭者须先保证呼吸道通畅(吸痰、定时翻身、拍背引流、雾化吸入、液化痰液等);脱水降低颅内压;吸氧以减轻脑水肿;必要时使用人工呼吸机辅助呼吸或应用呼吸兴奋剂(山梗茶碱、尼可刹米、盐酸哌醋甲酯即利他林、二甲弗林即回苏林等)。
   (4) 其他方面的支持治疗包括细致护理、高热量多维生素的流质饮食,保持水和电解质平衡、预防继发感染,必要时(有继发细菌感染)用抗菌药物等。

五、案例分析

1. D

   试题分析:该患儿临床表现特点为:夏季发病,高热、头痛、抽搐,精神委靡、嗜睡状,脑膜刺激征阳性,白细胞升高,但脑脊液除蛋白略高外,余正常,为病毒性感染的特点,故首先考虑乙脑。A 中毒性菌痢由志贺菌引起的消化道传染病,主要表现为严重毒血症、休克和(或)中毒性脑病;无脑膜刺激征,可无或有轻微肠道症状,肛拭子菌培养检出志贺菌确诊。B 由脑膜炎奈瑟菌感染引起的,以发热、败血症表现,皮肤瘀点、瘀斑,脑膜刺激征,脑脊液呈化脓性改变为特征。C 由结核杆菌引起,临床上以起病慢,有午后低热、盗汗、消瘦等结核中毒症状,脑膜炎症状、体征,白细胞不高,脑脊液为微混、压力增高明显,蛋白明显增加,而糖、氯化物轻微降低,白细胞数增加,以淋巴细胞为主,久置后形成薄膜涂片抗酸染色阳性可确诊。E 表现同流脑,但无皮肤瘀点、瘀斑,脑脊液呈化脓性改变。

2. B

   试题分析:该患儿为乙脑,故须对症治疗,其他治疗无效。

3. A

   试题分析:该患儿出现脑疝及呼吸衰竭的表现,生命垂危,应立即脱水,降低颅内压。其他治疗不能立即缓解脑疝。

(张跃新)

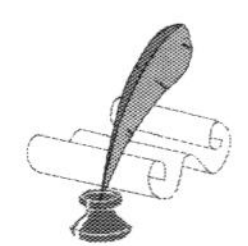

第十二章　感染性休克

病例 12-1

患者,女,20 岁,大学生。因“腹痛、腹泻半天,高热伴烦躁 2 小时”于 7 月 30 日来我院急诊科就诊。患者于当日中午在路边进食凉粉后,下午开始出现腹痛、腹泻,为黄色稀水便 3~4 次。2 小时前感寒战、高热,述头昏、无力、口渴、心烦,宿舍同学将其送来我院。体格检查:T 39.3℃,P 130 次/分,R 25 次/分,BP 100/85mmHg。抬入病房,神志清、查体合作。口唇及甲床轻微发绀,皮肤湿冷,以四肢明显,无皮疹,无瘀点、瘀斑。呼吸略急促,心肺无异常体征。腹平软,下腹部压痛,左侧较明显。肝脾未及,肠鸣音活跃。余无异常。化验:WBC 12×10^9/L,中性粒细胞 0.85,淋巴细胞 0.15,Hb 120g/L,PLT 120×10^{12}/L。粪常规:白细胞 5~10 个/HP。

问题

1. 该患者最可能的诊断?列出诊断依据。
2. 如何确诊?
3. 如何治疗?

参考答案和提示

1. 感染性休克(早期)　肠道感染(感染性腹泻)?菌痢?

诊断依据

(1) 感染的证据:寒战、高热,腹痛、腹泻,白细胞数及分类增高。

(2) 休克的表现:脉率快、头昏、无力、口渴、心烦,口唇及甲床轻微发绀,皮肤湿冷,呼吸急促等。

2. 确定感染的病原体　粪便或肛拭子菌培养——阳性则确定。

3. 治疗

(1) 控制感染:针对肠道常见菌的抗菌类药物。

(2) 抗休克治疗:在扩容补液的基础,可用扩血管药物如山莨菪碱、东莨菪碱、多巴胺等;吸氧以纠正缺氧;纠正酸中毒;必要时可用糖皮质激素。

病例 12-2

患者,男,70 岁,退休干部。因“恶心、呕吐一次,昏迷 1 小时”于 10 月 20 日送来我院急诊科。患者于 2 天前感全身不适,未在意,也未就诊。一小时前述恶心后出现呕吐一次,为胃内容物。家人发现其呼之不应,遂送来急诊科。体格检查:T 35.6℃,P 140 次/分,R 30 次/分,BP 50/30mmHg,抬入病房,神志不清、呼之不应。眼结膜轻度水肿,瞳孔等大等圆,对光反射消失。口唇及甲床发绀、皮肤发花湿冷,无瘀点、瘀斑。颈软,心音低,律齐。右肺底闻及细湿啰音，余无异常。腹平软，肝脾未及，腹水征阴性，肠鸣音正常。克氏征、布氏征阴性。双侧巴宾斯基征阳性，余无异常。化验：WBC 3.2×10^9/L，中性粒细胞0.75，淋巴细胞0.25，Hb 130g/L，PTL 50×10^{12}/L。1小时后查凝血时间，因血不凝而测不出。肾功能：BUN 450μmol/L，Cr 39μmol/L，CO_2CP 15mmol/L。$SaO_2$80%，血浆鱼精蛋白副凝试验（3P试验）阳性。

问题

1. 该患者最可能的诊断？
2. 如何治疗？
3. 该患者的预后？

参考答案和提示

1. 诊断为感染性休克（晚期），肺部感染，呼吸衰竭，DIC。
2. 控制肺部感染和抗休克。
3. 预后极差，已处于休克晚期，出现DIC表现，病死率极高。

病例 12-3

患者，男性，45岁。因"反复纳差、乏力20年，间断黄疸3年，腹痛、腹胀2天"收入院。患者既往有乙肝病史，2年前确诊肝硬化。5天前因进食不当出现腹泻，为稀水便，每日4~5次，自服诺氟沙星后消失。近2天自觉腹胀、腹痛伴心悸而来就医。体格检查：T 36.8℃，P 130次/分，R 24次/分，BP 80/50mmHg，神志清，查体合作，抬入病房。皮肤、巩膜轻度黄染，无出血点及皮疹。心肺无异常，腹部膨隆，全腹压痛、反跳痛明显。肝肋下未及，脾肋下3指。移动性浊音阳性，肠鸣音减弱，2~3次/分。双下肢轻度水肿。病理反射阴性。化验：WBC 4.5×10^9/L，中性粒细胞0.78，淋巴细胞0.22，Hb 92g/L，PTL 34×10^9/L。肾功能：BUN 260μmol/L，Cr 15μmol/L。

问题

1. 该患者最可能的诊断？
2. 如何治疗？

参考答案和提示

1. 诊断 肝硬化失代偿期，原发性腹膜炎，感染性休克。
2. 治疗 控制感染和纠正休克。

临床思维：感染性休克

【概述】

感染性休克是由微生物及其毒素等产物直接或间接地引起急性微循环灌注不足，导致组织缺氧、细胞损害、代谢和功能障碍、甚至多器官功能衰竭的危重综合征。

由致病微生物所引起的全身性感染(sepsis) 即全身炎症反应综合征(systemic inflammation reaction syndrome,SIRS)指全身性感染伴器官功能不全、组织灌注不良或低血压,而感染性休克被认为是严重感染的一种特殊类型。

全身炎症反应综合征具有两项或两项以上表现:①体温>38℃或<36℃;②心率>90 次/分;③呼吸>20 次/分,或 $PaCO_2$<32mmHg(4.3kPa);④白细胞计数 $12×10^6/L$,或<$4×10^6/L$,或未成熟细胞(杆状核)细胞>10%。

感染性休克的常见致病菌有革兰阴性细菌,如肠杆菌科细菌、铜绿假单胞菌、不动杆菌属、脑膜炎奈瑟菌等;革兰阳性菌如葡萄球菌、链球菌、肺炎链球菌和梭状芽孢杆菌等。某些病毒如引起肾综合征出血热的汉坦病毒等也易引起休克发生。革兰阴性杆菌败血症、暴发型流行性脑脊髓膜炎、肺炎、化脓性胆管炎、腹腔感染和细菌性痢疾等易出现感染性休克。

感染性休克发生发展过程中微循环障碍有三个阶段,即微循环血管经历痉挛、扩张和麻痹,导致全身血容量分布失衡,重要组织器官血流灌注不足,引起组织器官处于:缺血缺氧期、淤血缺氧期和微循环衰竭期。感染性休克的血流动力学改变有两种类型:高动力型(高排低阻型)和低动力型(低排高阻型)。高排低阻型以心排血量升高而外周血管阻力下降为特征,是感染性休克的典型血流动力学改变。临床表现为颜面及皮肤潮红,四肢末端温暖,故称为“暖休克”。低排高阻型以心排血量下降和外周血管阻力增高为特征,表现为皮肤湿冷、发花,血压下降、尿量减少等,称为“冷休克”,是最常见的临床类型。

【实验室检查】

1. 病原学检查　根据原发病特点选择性采集血、尿、便、痰、脑脊液、骨髓及瘀点、瘀斑等感染灶或体液标本送菌涂片和(或)菌培养及药敏试验。疑为败血症应在一天(24 小时)内采血 2~3 次,每次至少 10ml,以提高阳性率。注意应在用抗菌药物前取材,及时送检。鲎溶解物试验可检测内毒素,有助于感染的诊断。

2. 血常规　白细胞计数增高,中性粒细胞增多伴核左移。血细胞比容和血红蛋白增高提示有血液浓缩。DIC 时血小板进行性下降。

3. 血液生化检查　血液生化检查有助于判断肝脏、肾脏功能有无损害或衰竭;AST、CPK、LDH 及同工酶升高提示有心肌损害;有呼吸衰竭时必须做血气分析。血乳酸含量与休克严重程度一致,可用于判断病情及严重程度。

4. 有关 DIC 的检查　包括消耗性凝血障碍和纤溶亢进两方面。动态检测血小板计数、凝血酶原时间、纤维蛋白原、纤维蛋白降解产物(FDP)等有助于判断 DIC 及血凝状态。

5. 其他检查　尿常规异常有助于肾脏功能及损害情况的判断。

【诊断要点】

1. 感染的证据

(1) 有感染的临床表现,如寒战、发热以及白细胞和中性粒细胞升高等。

(2) 或有感染引起的原发病或感染部位的表现。

(3) 尽可能分离培养病原菌及做药敏试验。

2. 休克的表现　临床表现为微循环障碍引起的组织缺血、缺氧症状。主要表现在神志、尿量、皮肤、心率、血压及脉压差、呼吸等的改变。血液生化、DIC 以及血流动力学的相关指标异常改变。

3. 血流动力学的指标　中心静脉压(CVP)正常 6~12 cmH_2O(0.588~1.18kPa),CVP 低提示回心血量不足,CVP 高提示右心排血功能下降;肺动脉楔压(PAWP)正常为 8~12cmH_2O(1.1~1.6kPa),PAWP 高提示有肺淤血。这些指标的检测有助于诊断休克、判断病情严重程度和疗效的观察与评价。

4. 出现下列征象提示存在感染性休克发生的可能　体温过高(>40.5℃)或过低(<36℃);非神经系统感染而出现神志改变,如表情淡漠或烦躁不安;呼吸加快伴低氧血症,和(或)代谢性酸中毒,而胸部 X 线片无异常发现;血压偏低或体位性低血压;心率明显增快与体温升高不平行或出现心律失常;尿量减少;血小板和白细胞(主要为中性粒细胞)减少、血清乳酸值增高、不明原因的肝肾功能损害等。

5. 感染性休克的临床类型与不同阶段的表现鉴别　见表 12-1 和表 12-2。

表 12-1　感染性休克的两种临床类型鉴别

	高排低阻型(暖休克)	低排低阻型(冷休克)
心排血量	增高	降低
外周血管阻力	降低	增高
皮肤	潮红	苍白、发花
四肢末梢	温暖	湿冷
血压	顽固性低血压	下降

表 12-2　感染性休克不同阶段的表现鉴别

	休克早期	休克中期	休克晚期
血压	正常或略升高	下降	严重下降
脉搏、心音	快	细速,心音低钝	细速,可有奔马律
呼吸	深而快	浅而快	可有呼吸衰竭
皮肤、黏膜	苍白	发花	瘀点、瘀斑
发绀	无或轻微	明显	严重
神志	正常或烦躁不安	神志不清或躁动不安	昏迷
尿量	减少	少尿或无尿	无尿
血液凝固性	正常	易凝固	不凝
脏器功能	基本正常	不同程度损害	多器官功能衰竭

【鉴别诊断】

1. 与过敏性休克鉴别　由速发型变态反应所致。

(1) 有明确的接触过敏原史,如对青霉素过敏。

(2) 休克的表现,基本同感染性休克表现。

2. 与失血性休克鉴别　有明确的血液丢失表现(如外伤、消化道出血等)和低血容量休克的表现。

3. 与心源性休克鉴别　有心脏疾患及心功能衰竭的表现和休克的症状。

【治疗要点】

1. 感染性休克的病因治疗原则　在病原菌未明前，可根据原发病灶、临床表现，推测最可能的致病菌，选用强力的、抗菌谱广的抗菌类药物进行治疗，待病原菌确定后，根据药敏结果调整用药方案。剂量宜较大，首次可用加倍量，联合应用两种药为宜，静脉内给药。

2. 感染性休克抗休克的五大治疗要点

（1）补充血容量：是最基本的治疗措施。扩容的液体应包括胶体液和晶体液。胶体液有血浆、白蛋白、全血、低分子右旋糖酐、羟乙基淀粉（706 代血浆）。低分子右旋糖酐应用较多，但有肾功能减退、充血性心力衰竭和出血倾向者慎用。晶体液包括生理盐水、5%碳酸氢钠溶液、平衡盐溶液（乳酸钠林格液、碳酸氢钠林格液等）。扩容治疗遵循“先晶后胶、先盐后糖、先快后慢、先多后少、见尿补钾”的原则。输液过程中密切观察病情变化，有条件可在 CVP 或 PAWP 监护下输液。一般在最初 1h 内，成人输入 500～1000ml，儿童 10～20ml/kg，以后 12h 内可输入液体 2000ml 左右，24h 内补液量在 3000ml 左右。

扩容治疗要达到：①组织灌注良好；②收缩压>90mmHg（12.0 kPa）、脉压差>30mmHg（4.0 kPa）；③脉率<100 次/分；④尿量>30ml/h；⑤血液浓缩现象消失。

（2）纠正酸中毒：休克常有酸中毒，必须尽快纠正，可改善组织灌注状态。最常用 5%碳酸氢钠溶液，剂量参照 CO_2CP 结果补充。5%碳酸氢钠溶液 0.5ml/kg 可提高 CO_2CP 0.45mmol/L。如体重为 60kg 的休克患者，CO_2CP 18mmol/L。需输入至少 300ml 5%碳酸氢钠溶液。

（3）血管活性药物的应用：根据病情选择血管活性药物。

1）针对低排高阻型休克（冷休克）用扩血管药物，包括 α 受体阻滞剂、β 受体兴奋剂和抗胆碱能药。

常用的 α 受体阻滞剂酚妥拉明（苄胺唑林），每次 5～10mg（儿童 0.1～0.2mg/kg）缓慢静脉滴注或静脉推注。

常用的 β 受体兴奋剂有异丙肾上腺素（兴奋 β_1 和 β_2 受体）和多巴胺（兴奋 α、β 和多巴胺受体）。异丙肾上腺素 0.1～0.2mg 加入 100ml 液体中静脉滴注，滴速成人为 2～4μg/min，儿童为 0.05～0.2μg/（kg · min）。注意易引起心律失常，有冠心病者忌用。多巴胺常用剂量 10～20mg 加入 100ml 液体中，以 2～5μg/（kg · min）速度滴入。注意多巴胺以 2～5 μg/（kg · min）时，主要兴奋多巴胺受体，使内脏血管扩张，尤其肾血流增加，尿量增加；以6～15μg/（kg · min）时，主要兴奋 β 受体，使心排血量增加而对心率影响较小；若剂量>20 μg/（kg · min）时，主要兴奋 α 受体，可诱发心律失常，肾血管收缩。

常用的胆碱能药物有阿托品、山莨菪碱和东莨菪碱等。山莨菪碱解痉作用选择性较高而副作用较少，最常用。山莨菪碱剂量：成人 10～20mg/次，儿童 0.3～0.6mg/kg 静脉注射，10～30 分钟注射一次，病情好转后延长给药间隔至停药。用药 10 次以上无效或出现明显中毒症状立即停药，改用其他药物。注意有高热、青光眼或心动过速者忌用。

2）针对高排低阻型休克（暖休克）用缩血管药物，常用间羟胺，剂量为 10～20mg 加入 100ml 液体中，滴速为 20～40 滴/min。注意因其收缩血管而影响组织灌注，须严格掌握应用指征。主要用于血压过低，血容量短时间不能补足，可小剂量使用以保证心脑等重要组织器官的血供。

（4）维护重要脏器的功能：针对脏器组织的损害情况，给予相应的治疗措施以维护重要脏器的功能。必须保证呼吸道和静脉通道通畅。如呼吸衰竭面罩吸氧不能纠正者，可用人工呼吸机辅助呼吸。出现脑水肿或脑疝时，给予脱水剂。出现心功能不全时，限制输液量并给予强心利尿措施。防止 DIC 的发生、发展。

（5）肾上腺皮质激素的使用：目前多主张小剂量、短时间使用，早用早停以减少副作用。

【预后】

预后取决于：①治疗反应；②感染的控制是否及时；③休克伴有严重酸中毒，并发 DIC、心肺功能衰竭者预后严重；④原患白血病、淋巴瘤或其他恶性肿瘤者休克多难以逆转，或合并有其他疾病如糖尿病，肝硬化、心脏病等较严重的慢性病等预后差。

复 习 题

一、名词解释

1. 中毒休克综合征（toxic shock syndrome，TSS）
2. 多脏器功能不全综合征（multiple organ dysfunction syndrome）
3. 脓毒症（sepsis）

二、填空题

1. 感染性休克多见于________、________、________、________、________。
2. 感染性休克是微生物因子与宿主防御机制间相互作用的结果，因此微生物的________和________以及机体的________与________是决定休克发生发展的重要因素。
3. 感染性休克扩容治疗要求到达：__________；__________；__________；__________；__________。

三、选择题

【A1 型题】

1. 在感染性休克中，导致低血压的重要介质为（　　）
   A. 白细胞介素 4　　B. 白细胞介素 10
   C. 白细胞介素 13　　D. 前列腺素 E_2
   E. 一氧化氮
2. 在感染性休克的淤血缺氧期，微循环障碍特点为（　　）
   A. 微动脉舒张，毛细血管开放，微静脉仍持续收缩
   B. 微动脉舒张，毛细血管开放，微静脉开放
   C. 微动脉舒张，毛细血管收缩，微静脉收缩
   D. 微动脉收缩，毛细血管舒张，微静脉舒张
   E. 微动脉收缩，毛细血管舒张，微动脉舒张
3. 染性休克纠正酸中毒治疗的首选药物为（　　）
   A. 10%碳酸氢钠　　B. 11.2%乳酸钠
   C. 22.4%乳酸钠　　D. 5%碳酸氢钠

E. 10%葡萄糖酸钙

【A2 型题】

1. 有解除血管痉挛、兴奋呼吸中枢、提高窦性心律、稳定溶酶体膜、抑制血小板和中性粒细胞集聚的抗休克药物为(　　)

A. 多巴胺
B. 间羟胺
C. 酚妥拉明
D. 东莨菪碱
E. 异丙肾上腺素

2. 感染性休克补充血容量治疗,每日低分子右旋糖酐的用量以多少为宜(　　)

A. 不超过 800ml
B. 根据病情需要
C. 不超过 1500ml
D. 不超过 1000ml
E. 不超过 500ml

【B 型题】

A. 心源性休克
B. 创伤性休克
C. 感染性休克
D. 过敏性休克
E. 失血性休克

1. 严重骨盆骨折(　　)
2. 脑膜炎奈瑟菌败血症(　　)
3. 肝细胞癌向腹腔破裂(　　)
4. 心肌梗死(　　)
5. 注射青霉素后出现昏迷、血压下降(　　)

A. α 受体阻滞药
B. β 受体阻滞药
C. 抗胆碱能药
D. 多受体兴奋药
E. 缩血管药

6. 多巴胺(　　)
7. 酚妥拉明(　　)
8. 东莨菪碱(　　)
9. 异丙肾上腺素(　　)
10. 间羟胺(　　)

四、问答题

1. 预示感染性休克发生的可能征象。
2. 感染性休克的病因治疗原则。
3. 感染性休克常见的病原体。
4. 感染性休克抗休克治疗的五大治疗要点。

五、病案分析

患者,男性,23 岁,某建筑工地工人。某年 1 月 5 日因受凉后感咽痛,少许咳嗽,无痰。2 天后(1 月 7 日)上午突然寒战、高热,头痛、全身不适,频繁呕吐为胃内容物,呈喷射性,间断出现谵妄。被送到当地医院急诊。体格检查:T 39.8℃,P 124 次/分,R 28 次/分,BP 80/

40mmHg。面色苍白、四肢末端厥冷、发绀，四肢及躯干皮肤见有瘀点、瘀斑，呈花斑状。心率快而低钝，双肺呼吸音粗，腹部无异常。颈硬，颏胸距3个横指，克氏征阳性，双侧巴宾斯基征阳性。

1. 本例最可能的临床诊断为(　　)
   A. 重症感冒合并脑炎
   B. 重症胃肠炎合并脱水
   C. 心功能不全合并心源性休克
   D. 流脑普通型
   E. 流脑合并感染性休克
2. 有助于本例患者确诊的病原学检查有(　　)
   A. 脑脊液革兰染色涂片及菌培养
   B. 脑脊液生化检查
   C. 呕吐物菌培养
   D. 肛拭子菌培养
   E. 血常规检查
3. 针对本例患者病原治疗的首选药物是(　　)
   A. 喹诺酮类药物
   B. 利巴韦林
   C. 阿昔洛韦
   D. 磺胺嘧啶
   E. 青霉素

参 考 答 案

一、名词解释

1. 是由金黄色葡萄球菌或链球菌产生的外毒素引起的，以高热、休克、泛发性皮疹、多脏器功能损害(重者可出现昏迷)、恢复期可出现皮肤脱屑等表现的综合征。
2. 指急性危重患者的器官功能发生改变，如不进行干预治疗，无法维持内环境的稳定。
3. 指由感染引起的全身炎症反应综合征。

二、填空题

1. 医院内感染者　老年人　婴幼儿　分娩妇女　大手术后体力恢复较差者
2. 毒力　数量　内环境　应答
3. 组织灌注良好　收缩压>90mmHg，脉压>30mmHg　脉率<100次/min　尿量>30ml/h　血液浓缩现象消失

三、选择题

【A1型题】

1. E

   试题分析：在感染性休克中，导致低血压的重要介质为一氧化氮。而白细胞介素4、白细胞介素10、白细胞介素13和前列腺素E_2为抗炎症介质，有阻止感染性休克发生的作用。
2. A

   试题分析：在感染性休克的淤血缺氧期，微循环障碍特点为微动脉舒张，毛细血管开放，微静脉仍持续收缩。这是由于微动脉对儿茶酚胺的敏感性降低而舒张，而微静脉对儿茶酚胺的敏感性仍保持所导致。

3. D

试题分析：感染性休克纠正酸中毒治疗的首选药物为5%碳酸氢钠。10%碳酸氢钠为碱性太强并为高渗液体。乳酸钠为次选药物。

【A2 型题】

1. D

试题分析：有解除血管痉挛、兴奋呼吸中枢、提高窦性心律、稳定溶酶体膜、抑制血小板和中性粒细胞集聚的抗休克药物为抗胆碱能药东莨菪碱。其他血管活性药物药理作用不全面。

2. D

试题分析：感染性休克补充血容量治疗，每日低分子右旋糖酐的用量以不超过1000ml为宜。小量扩容效果未能到达，过量有出血倾向。

【B 型题】

1. B 2. C 3. E 4. A 5. D

试题分析：严重骨盆骨折引起休克为创伤性；脑膜炎奈瑟菌败血症容易引起感染性休克；肝细胞癌向腹腔破裂止血比较困难，休克为失血性；心肌梗死引起心功能不全，休克为心源性。注射青霉素后出现昏迷、血压下降为青霉素引起的速发变态反应所致休克。

6. D 7. A 8. C 9. B 10. E

试题分析：详见血管活性药物的药理作用分类。

四、问答题

1. 答题要点：预示感染性休克发生的可能征象：体温过高（>40.5℃）或过低（<36℃）；非神经系统感染而出现神志改变，如表情淡漠或烦躁不安；呼吸加快伴低氧血症，和（或）代谢性酸中毒，而胸部X线摄片无异常发现；血压偏低或体位性低血压；心率明显增快与体温升高不平行，或出现心律失常；尿量减少；实验室检查发现血小板和白细胞（主要为中性粒细胞）减少、血清乳酸值增高、不明原因的肝肾功能损害等。
2. 答题要点：感染性休克的病因治疗原则：在病原菌未明前，可根据原发病灶、临床表现，推测最可能的致病菌，选用强力的、抗菌谱广的杀菌剂进行治疗，待病原菌确定后，根据药敏结果调整用药方案。剂量宜较大，首次可用加倍量，应于静脉内给药，以联合应用两种药为宜。
3. 答题要点：感染性休克的常见致病菌有革兰阴性细菌：如肠杆菌科细菌、铜绿假单胞菌、不动杆菌属、脑膜炎奈瑟菌等。革兰阳性菌：如葡萄球菌、链球菌、肺炎链球菌和梭状芽孢杆菌等也可引起休克。某些病毒如引起肾综合征出血热的汉坦病毒等也易引起休克发生。
4. 答题要点：感染性休克抗休克治疗的五大治疗要点是：①补充血容量；②纠正酸中毒；③血管活性药物的应用；④维护重要脏器的功能；⑤肾上腺皮质激素的使用。

五、病案分析

1. E

试题分析：年轻男性，民工，冬季急性发病。有上呼吸道感染症状，败血症和感染性休克表现以及脑膜刺激征的症状和体征,故本例最可能的临床诊断为流行性脑脊髓膜炎败血症休克型(即感染性休克)。流脑普通型可经历上呼吸道感染期、败血症期和脑膜炎期,无休克表现。其他选项都不符合。

2. A

试题分析:由于第一临床诊断考虑流行性脑脊髓膜炎败血症休克型,故脑脊液革兰染色涂片及培养有助于病原学诊断。呕吐物及肛拭子菌培养有助于对消化道感染的诊断。脑脊液生化检查和血常规检查不能明确对病原学的诊断。

3. E

试题分析:对脑膜炎奈瑟菌感染,尤其是休克型的首选药物是青霉素。磺胺嘧啶对脑膜炎奈瑟菌敏感,但因对肾脏有影响,故对休克型患者不能用。喹诺酮类药物不能透过血-脑屏障;利巴韦林和阿昔洛韦是治疗病毒感染的药物。

(张跃新)